慢性肾脏病临证心悟

柳红芳 / 主编　**张向伟**　**胡济源** / 整理

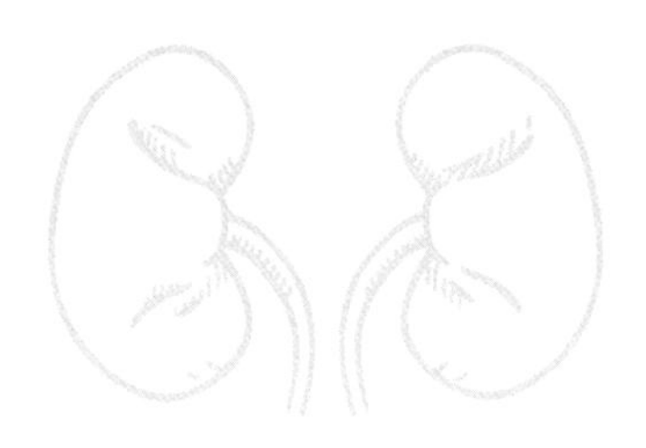

北京科学技术出版社

图书在版编目(CIP)数据

慢性肾脏病临证心悟 / 柳红芳主编 ; 张向伟, 胡济源整理. —北京 : 北京科学技术出版社, 2024.7

ISBN 978-7-5714-2807-5

Ⅰ. ①慢… Ⅱ. ①柳… ②张… ③胡… Ⅲ. ①慢性病-肾病(中医)-中医治疗法 Ⅳ. ①R256.5

中国国家版本馆CIP数据核字(2023)第008027号

策划编辑: 侍　伛
责任编辑: 吴　丹
责任校对: 贾　荣
责任印制: 李　茗
出 版 人: 曾庆宇
出版发行: 北京科学技术出版社
社　　址: 北京西直门南大街16号
邮政编码: 100035
电　　话: 0086-10-66135495（总编室）　0086-10-66113227（发行部）
网　　址: www.bkydw.cn
印　　刷: 北京顶佳世纪印刷有限公司
开　　本: 710 mm×1000 mm　1/16
字　　数: 115千字
印　　张: 8
版　　次: 2024年7月第1版
印　　次: 2024年7月第1次印刷
ISBN 978-7-5714-2807-5

定　　价: 68.00元

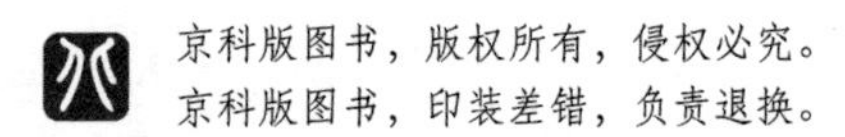

序

我与柳红芳教授认识已久，我们共同工作于北京中医药大学东直门医院肾病内分泌科，她是一位深受患者喜爱的好医生。柳教授善用熟地黄治疗慢性肾脏病，别人因熟地黄滋腻助湿而畏用，她却巧用大剂量熟地黄而愈病起疴，让人称奇。今日柳教授将自己的新作与我分享，并索序于我，使我有幸提前拜读本书。柳教授所写并非老生常谈或人云亦云之内容，而是自己的临床干货，具有振聋发聩的作用。在这里，我先就自己的读后体会阐述一二。本书主要阐述了三方面的内容。一是阐述了提高慢性肾脏病临床疗效的方法。柳教授从自己诊治的临床病例入手，总结出立法知变、药重量效、中西融通的提效三法。以糖尿病肾病、高尿酸血症肾病、高血压肾病等为例，对自己治病的思维方式进行了剖析，强调直取其病、随证加减，而不是单纯辨证，因宽泛的辨证只会使治疗变得漫无目的且针对性差。二是提出以肾立极治疗慢性肾脏病的学术见解。因慢性肾脏病病变涉及五脏六腑，临床治疗很难抓住关键，故柳教授提出以肾立极治疗慢性肾脏病。她强调通过治肾来调理五脏阴阳的失衡，并在治肾的过程中，更强调肾精的重要性。她从体用学说角度梳理了慢性肾脏病发病和转归过程中肾精与肾阴、肾阳、肾气的相互联系，并在此基础上创新性地提出了糖尿病肾病精损络痹的病机理论，建立了针对该病机的理法方药体系，为从中医学角度认识糖尿病肾病增添了新的学术观点。三是对于慢性肾功能不全的治疗，柳教授提出化不可代的思想，强调虚气留滞的病机特点，直接阐明在慢性肾功能不全治疗过程中扶正与祛邪的辩证关系（即祛邪服从于扶正）。总之，柳教授在对于基础理论的理解及治则、方药的运用方面均有独到的见解，相信本书对读者会有裨益。

本书是在柳教授所带研究生的帮助下整理完成的。老师认真教，学生认真学，柳教授和她的研究生是当前师生关系的典范。柳教授在百忙之中仍每日挤出时间总结心得，集腋成裘乃成今日之新作。在此祝贺柳教授新作面世，也希望更多人能够借鉴其治疗慢性肾脏病的经验。

中华中医药学会肾病分会主任委员
岐黄学者 王耀献

癸卯年二月十二日

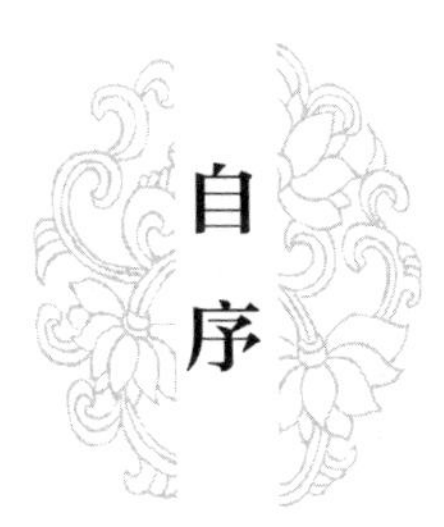

自序

我起初是惰于写作的，特别是写自己的体会、经验之类的东西，其原因有二：一则是感觉自己近30年的临证时间还短，临床经验可能不足；二则是怕自己写作能力不足，写出来的东西可能挂一漏万、误人子弟。而本书的完成实属“无心插柳柳成荫”。每年我都会招收3~6位硕士、博士研究生，多数学生跟我临证学习多年仍不得要领，只知师方，不知师意，甚至有些学生毕业时抄了一大本自以为可愈病之良方，信心满满地去悬壶济世。抄写的这些方子真的就是良方吗？古有苏东坡在黄州之疫时推荐的治疫良方——圣散子在当时救人无数，然而在之后的永嘉瘟疫中竟成杀人之毒剂，服之丧命之人不可胜数，今有无问机体情况，全民跟风养生的现象。这些都是过度迷信神方、秘方而忽视成为良方的条件——通过病因、病机和证候表现来辨证处方所致。有些学生学习成绩非常优秀，对辨证论治之法了然于胸，但当遇到真实病例，让其辨证处方时，竟辨出来若干方案，且难以取舍。这些学生述病患所患疾病实在太多，又因病患处于慢性状态，故无法确定最佳处方。我想这应该也是困扰诸多有一定基础的中医从业者的问题。这时就需要打破“尽信书”的局面，打破基于夯实初学者基本功的知识体系，重新塑造在目前医学水平基础上能取得最佳临床疗效的思维体系。

张向伟是我众多优秀学生中的一位，他跟随我临证6年，之后因接受住院医师规范化培训又在我身边跟诊1年。他天资聪颖，酷爱中医，中医功底扎实，善于思考提问。我交给他一项任务，即结合他在跟诊时遇到的问题和我的回答，以及他总结的我的临证经验，提炼出我诊治疾病的思维方式，并将其以文字的形式呈现，以方便我的其他学生学习。于是他写了多篇文章，我对这些文章进行反复修改，有的篇章甚至修改5次之多。我们从最初决定写作到完成初稿陆陆续续写了十几万字，其中有些内容也发表在期刊上了。本书本是小众之作，机缘巧合，北京科学技术出版社的领导与编辑给了本书付梓的机会，并提出可按病种把所写内容分开论述，于是我决定将所写的内容分为2本书。本书主要阐述慢性肾脏病医论的相关内容，另一本书则主要阐述如何从理法方药方面提高糖尿病肾病的临床疗效。戊戌年写完的文稿改改停停，到了癸卯年年初，又经过一轮的修改本书终于定稿。希望本书对有一定中医学基础的医务工作者有所启发，不足之处也敬请斧正。

（签名）

癸卯年二月初十

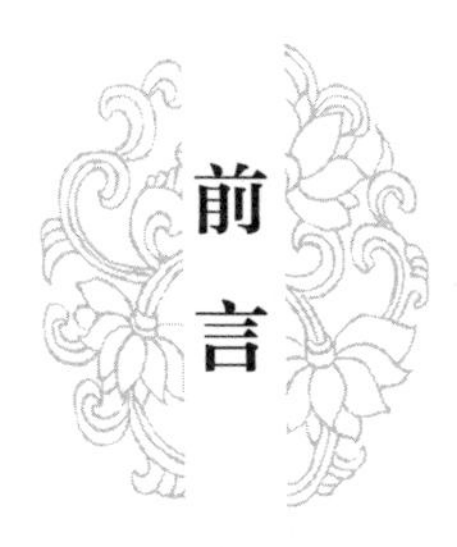

前言

中医学是中国四大国粹之一。中医学宏观、整体、动态地治疗疾病的思维方式，决定了中医药传承的必要性和重要性。目前用于培养中医药人才的课程体系已经比较完善，但是这些课程医理精微，实施良难，不经过衣钵相传、口传心授的临床带教，中医学子的成才之路将会异常艰难。

笔者继承刘渡舟、吕仁和、仝小林、王庆国、张炳厚等国医名家的学术经验，并结合近30年的中医临床诊疗心悟，将其内容集于本书。笔者将治疗慢性肾脏病的一些感悟及临证医案以医论的方式分章节呈现。其中第一章至第四章介绍治疗慢性肾脏病的临床思维方法及应用中医理法的思维过程；第五章至第十章分享笔者治疗慢性肾脏病的体会和经验，介绍笔者在治疗糖尿病肾病、高尿酸血症肾病、多囊肾、IgA 肾病、高血压肾病、难治性尿路感染等疾病时不应用常规治疗方法的独特经验；第十一章是对治疗慢性肾脏病经典方剂——金匮肾气丸的新解读，阐释了笔者对该方隐藏的先圣治肾大法的认识；第十二章至第十五章介绍笔者在治疗慢性肾脏病时如何应用风药，以及熟地黄和大黄。本书体现了笔者对药物的细心体悟，既有规范的用药理论，又有灵活的配伍方法，还有对特殊药物的剂量的准确把握。书中所引验案均为笔者临床诊疗时所积累的典型案例，用以佐证和参考。

本书内容实用，论述精当，适合具有一定中医学基础的医务工作者、医学生阅读。

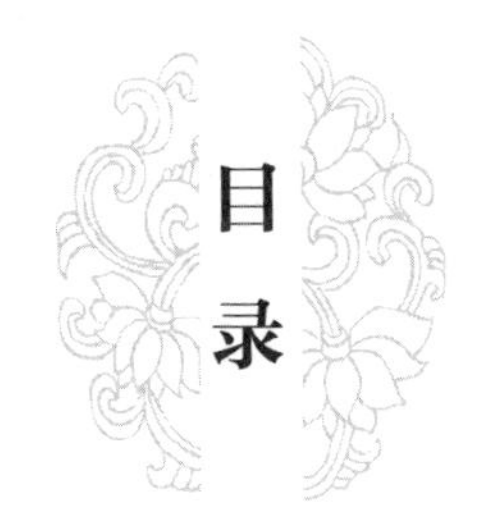

目录

上篇　临证思考

中篇　临证体会

下篇 方药使用体悟

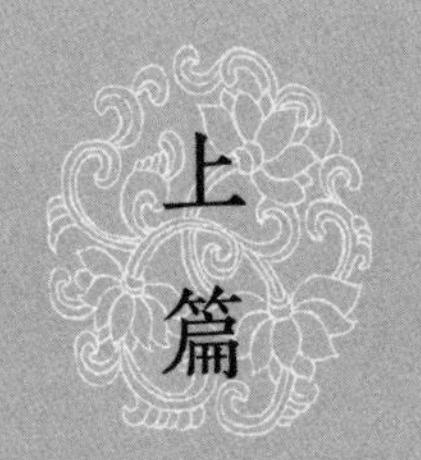

临证思考

第一章　提高慢性肾脏病中医疗效之三法

（遵义名医工作室讲座整理）

前几年有一部电视剧《老中医》非常受医学界人士的追捧。剧中有这样一段情节：上海滩的一个孕妇腹中死胎不能娩出，孕妇的丈夫寻遍上海滩的名医，希望可以找到不开刀就能把胎儿娩出的办法，可是这个孕妇的病情实在凶险，大多数医生都不敢接诊，后经上海滩名医赵闵堂诊治，孕妇死胎并未如期打下，病情进一步恶化，这件事被另一名医翁泉海所知晓，翁泉海到赵闵堂处询问孕妇情况，赵闵堂为了自保，顺势将这个疑难病例甩给翁泉海，翁泉海不眠不休地研究了2日后终于找到了合适的药方，服用该药方后孕妇腹中死胎顺利娩出。在这段情节中翁泉海医生遇到了临床医者常常会面临的一个问题：面对疗效欠佳的处方（有可能是别的医者开的，也有可能是自己开的），如何调整该处方才能使疗效提高呢？我在北京中医药大学东直门医院特需门诊出诊多年，其间接诊了众多来自全国各地的慢性肾脏病患者，他们大多是经过多位中医医生治疗，但对之前的治疗不满意的患者，其中有的患者确实是病入膏肓，但有一部分确是治不得法。以上种种迫使笔者不断地思考和探索提高中医疗效的法门，并有了一些心得，在这里和大家交流、分享。

南宋诗人陆游晚年曾写过一首七言绝句《冬夜读书示子聿》：“古人学问无遗力，少壮工夫老始成。纸上得来终觉浅，绝知此事要躬行。”与此同理，医生通过实践得出的结论才是最准确的。下面就从几个带给笔者启示的病例出发谈谈提高慢性肾脏病中医治疗疗效的三法，即“立法知变”“药重量效”和“中西融通”三法。

一、 立法知变

中医学认为，有一病就有一方，有一方就有一效。也就是说疗效高低主要取决于方子是否合适，据理立法，方从法出，依法才能寻药。因此，在中医学理法方药体系中，理、法乃是中医治疗疾病的灵魂。由于中医理论具有整体性和相互关联性的特点，面对同一患者，不同医生皆有所得，但所得往往是片面之见，因此容易形成盲人摸象的局面，即理通而效不佳。相信大家在临床上遇到过一些自觉辨证很对，但久不取效的病例。此时不能一味想着调整药物或药量，而是要重新审视立法是否恰当。笔者非常赞同“宁失其药，勿失其法”的观点。立法就像打靶时枪口的朝向一样，枪口的朝向不对，子弹永远打不到靶上。

1. 变法取效

2018 年 7 月 17 日笔者接诊了一位 75 岁的老太太，一进诊室门老太太就说：“柳教授您什么都不用管，就给我治治我的水肿。您看我的眼睛肿成了一条缝，睁不开，得用手扒开，看东西都费劲。为这个病我已经在一位名医那治疗了 3 年，我有高血压病史 12 年，心脏支架术后 7 年，肺纤维化 7 年。我现在在进行降压、抗凝治疗，血压控制良好，水肿是近年才有的，经治疗眼睑肿和腿肿没缓解，您看看有什么办法?”原来 3 年前患者因乏力，双下肢水肿伴颜面、眼睑水肿，舌质暗，求治于一位出中医特需门诊的主任医师。当时检查示患者血糖 8 mmol/L，尿常规、甲状腺功能检查结果正常，双下肢血管动脉轻度硬化，患者被诊断为 2 型糖尿病、特发性水肿，医生予以格列喹酮片（糖适平）降糖。经治疗患者血糖控制良好，乏力好转，但是水肿丝毫不见减轻。2014 年至 2018 年，患者一直规律服用中药和西医降糖药，中医治法为补气活血、调畅三焦。治疗 3 年来，患者时发口腔溃疡。医生为该患者开的基本处方是：黄芪 120 g、北柴胡 15 g、黄芩 15 g、茯苓 15 g、泽泻 15 g、泽兰 30 g、川牛膝 15 g、丹参 30 g、炒麦芽30 g、陈皮 15 g、红景天 30 g、地龙 15 g、炒僵蚕 15 g、天麻 15 g、川芎18 g、炒苦杏仁 10 g、桑白皮 20 g、土茯苓 60 g、黄柏 15 g、盐车前子 30 g。3 年来医生一直在此方基础上加减，其中黄芪的用量从未小于 90 g。

根据处方分析前医的辨证思路是：患者乏力，双下肢、眼睑水肿提示气虚，舌质暗提示血瘀，水肿亦提示三焦不畅，确定病机为气虚血瘀，三焦不畅，立法为补气活血，调畅三焦。从辨证来看没有问题，倘若立法正确，即便药不是太恰当，水肿也会有所减轻，可事实上水肿不见丝毫减轻。于是笔者又仔细询问患者的症状。患者的一句话引起了笔者的注意，她说："我吃了 3 年中药，乏力确实好转了，但是就是三天两头口腔溃疡，现在还有一大块。"结合患者舌体瘦小且脉细的表现，笔者确定患者水肿的原因是阴虚，遂以养阴清热、调畅三焦为法。处方：熟地黄 60 g、蜜麻黄 6 g、川牛膝 15 g、太子参 30 g、麦冬 20 g、黄芩 10 g、丹参 15 g、泽泻 10 g、茯苓 30 g、炒白术 10 g、山药 30 g、生甘草 6 g。

患者服上方 18 剂后水肿全消，这样的疗效确实出乎笔者的预料，该治疗取效的原因在于没有用常规的辨证方法立法。水肿通常分为阳水和阴水。阳水多为表证、实证、热证，其病因有风水泛滥、湿毒浸淫、水湿浸渍、湿热壅盛，治以祛邪利水；阴水多为里证、虚证、寒证，其病因有脾肾虚衰、肾气衰微，水为阴邪，故治疗时多以温补脾肾为主。前医据此用补气健脾、畅通三焦之法，是因为只看到了疾病的中间环节——气虚，未识疾病之因——阴虚。

本病例辨证为阴虚水肿，阴虚又是如何导致水肿的呢？《黄帝内经·灵枢·本神》云："阴虚则无气。"《血证论》云："阴虚不能化水，则小便不利。"血为气之宅，阴血不足，气无所附，气虚则行血、行津能力减弱。阴虚生内热，阴虚水肿者多兼内热。热与水结，非单纯利水可解，需从养阴血、清热入手，三焦才可通畅。仲景在猪苓汤（猪苓、茯苓、泽泻、滑石、阿胶）中已经明示了此法，方中阿胶起到滋阴润燥的作用。此患者阴血不足较甚，水热互结较轻，故用熟地黄代阿胶养阴血，麦冬味甘微寒，可养阴生津，山药、茯苓、泽泻、炒白术健脾利水，太子参养气阴，川牛膝利水活血，黄芩、生甘草清热，丹参活血，蜜麻黄宣肺利水，全方共奏补阴血、清热、活血、利水之效。

2. 变法提效

糖尿病肾病是糖尿病的常见并发症。我国居民的糖尿病患病率为12.8%，其中20%~40%的糖尿病患者可能发展为糖尿病肾病微量白蛋白尿期，一部分患者经过规范治疗后尿蛋白可消失，30%左右的患者可发展为临床蛋白尿期，在临床蛋白尿期患者中又有50%左右的患者在7年内发展为终末期肾病。目前糖尿病肾病是导致透析的主要原因，透析治疗给个人及国家带来巨大的经济负担。研究表明，糖尿病肾病一旦进入临床蛋白尿期则无法逆转，最终将持续发展至终末期肾病。中医药在延缓患者进入透析时间方面有效。目前中医学认为糖尿病肾病的病机为虚实夹杂，治疗多从补虚泻实入手。针对糖尿病肾病的病机，治法有5种：①病机为毒损肾络，治法为解毒通络；②病机为脉络病变，治法为补气阴、通络；③病机为脾失健运，治法为补益脾肾；④病机为血瘀，治法为活血化瘀；⑤病机为微型癥瘕，治法为软坚散结。前些年笔者不断学习名家经验，应用以上理论治疗糖尿病肾病，治疗后虽然患者症状改善明显，但在实验室检查中尿蛋白、血肌酐指标改善并不理想。如何能够改善实验室检查指标呢？经过临床观察后，笔者将糖尿病肾病的核心病机归纳为精损络痹，并应用填精通络法治疗，使临床疗效有了明显提高。下面笔者分享2例用填精通络法治疗的糖尿病肾病病例。

病例一

孙某，男，62岁。因血糖升高15年、双下肢水肿1年，于2006年前来就诊。1991年患者因口干多饮、多尿、乏力就诊，被诊断为2型糖尿病，医生予以降糖治疗，患者平素血糖控制尚可；2001年患者因视物模糊就诊于北京某医院，被诊断为糖尿病视网膜病变；2004年患者因手足麻木、腹胀就诊，被诊断为糖尿病周围神经病变、糖尿病胃轻瘫；2005 年患者因双下肢凹陷性水肿就诊于北京某医院，实验室检查示：血肌酐 142 μmol/L（正常值为44～115 μmol/L），尿蛋白 2＋，被诊断为慢性肾功能不全、糖尿病肾病Ⅳ期，医生予以常规降糖、降压、降脂、改善微循环治疗，患者各项指标控制良好，但 2006 年患者血肌酐进一步升至 186.5 μmol/L，24 h 尿蛋白定量值为 1.56 g/24 h，遂前来就诊。患者既往高血压病史 13 年，平素血压控制在 130/80 mmHg。患者母亲及姐姐患有糖尿病。

临床诊断：①慢性肾功能不全 3 期；②2 型糖尿病、糖尿病肾病、糖尿病视网膜病变、糖尿病周围神经病变；③高血压 3 级（极高危组）。

继续应用西医治疗方法，包括降糖、降压、降脂、改善微循环、抗凝等方法。

患者于 2006 年开始服用中药进行治疗，规律服用中药近 13 年。每次调整方子后，患者均服用半年到 1 年。其基本方如下：生黄芪 60 g、金银花 30 g、熟地黄 60 g、桑叶 15 g、天花粉 30 g、葛根 30 g、菟丝子 15 g、炙水蛭 6 g、覆盆子 15 g、炒芡实 20 g、当归 30 g、浙贝母10 g、山萸肉 30 g。治疗期间实验室检查指标见表 1。

表 1　治疗期间实验室检查指标

时间	血肌酐/(μmol/L)	空腹血糖/(mmol/L)	糖化血红蛋白/%	尿蛋白/(mg/24 h)
2006－07－07	186.5	4.22	5.7	1560
2007－11－15	131.0	11.25	7.4	
2008－03－27	177.0	9.79	7.1	1287
2008－09－25	142.0	10.17	6.5	
2009－10－29	133.0	14.38	8.8	
2010－05－13	124.0	10.68	8.6	
2012－09－04	145.8		8.1	1311
2013－12－26	114.0	11.15	8.1	

续表

时间	血肌酐/(μmol/L)	空腹血糖/(mmol/L)	糖化血红蛋白/%	尿蛋白/(mg/24 h)
2014-09-25	127.0	14.00	9.1	1136.7
2015-12-29	104.0	16.34	9.3	
2016-04-27	141.0	12.58	9.9	
2016-07-11	107.0	12.51		
2016-11-14	103.0	13.12	9.2	
2017-11-21	107.0			
2018-08-31	109.0	8.84	9.8	
2019-02-19	109.0			

注：2006 年和 2012 年所对应的血肌酐正常值为 44～132 μmol/L，其他时间所对应的血肌酐正常值为 44～115 μmol/L。

在笔者处治疗 6 年多后，2013 年患者血肌酐第一次恢复正常。之后近 6 年的时间里，仅有 2014 年 9 月和 2016 年 4 月患者因为感染和劳累血肌酐升高，其余时间血肌酐均控制在正常范围。该患者在北京某医院进行了正规的降糖、降压、降脂、改善微循环治疗，但 1 年后血肌酐仍然上升，若从慢性肾功能不全持续进展至尿毒症，将不可逆转。笔者应用填精通络法治疗 6 年后，患者血肌酐恢复到正常范围内，之后除了 2 次检查结果不正常外，其余的检查结果均在正常范围内。因为经常熬夜、生活不规律等，患者的血糖控制得并不理想，在治疗的近 13 年时间里，患者的糖化血红蛋白控制得并不好，在这种情况下填精通络法取得的疗效仍然超出常效，提示填精通络法的治疗产生了独立于降糖作用之外的效果，填精通络法确实比目前通行的五法效果更佳。

病例二

王某，男，61 岁，因发现血糖升高 18 年、蛋白尿 4 年，于 2018 年 9 月 26 日前来就诊。2000 年患者体检时发现空腹血糖 13 mmol/L，后多次查空腹血糖 >11.0 mmol/L，外院诊断为 2 型糖尿病，患者口服降糖药进行治疗；2010 年因发现糖尿病视网膜病变和血糖控制不佳，加用胰岛素，血糖控制在空腹血糖 7 mmol/L、餐后血糖 9 mmol/L；2014 年检查发现尿蛋白 1 +，24 h 尿蛋白定量值为 0. 5 g/24 h；2018 年 1—8 月 3 次复查尿蛋白定量值为 1. 4451 ~1. 8 g/24 h，其中 2018 年 8 月检查示尿蛋白定量值为 1. 4451 g/24 h，尿常规检查示尿潜血1 +、尿蛋白 3 +，糖化血红蛋白 7. 0%，生化检查示尿素氮 10. 7 mmol/L，肌酐 101 μmol/L，尿酸546. 9 mmol/L，血糖 10. 37 mmol/L。刻下患者口干、口苦，双侧肢体麻木，偶有针扎样疼痛，饭后偶有腹胀、反酸，小便泡沫多、淡黄色，夜尿 3 次，无水肿，大便每 2 日 1 次，偶偏干，气短，眠可，舌质淡，苔薄白，中有细小裂纹。高血压病史 15 年，血压最高达 180/110 mmHg，脑梗死病史 10 年。查体双下肢凹陷性水肿。

诊断：①糖尿病肾病（临床蛋白尿期）、糖尿病视网膜病变、糖尿病周围神经病变；②高血压 3 级；③脑梗死后遗症；④高尿酸血症。治疗：①低盐、低脂、低嘌呤饮食；②继续使用控制血糖、血压、血尿酸药物；③方用黄芪 120 g、白芍 30 g、当归 30 g、生地黄 30 g、赤芍 10 g、桃仁 10 g、川芎 10 g、熟地黄 30 g、炒白术 20 g、炒芡实 15 g、金樱子30 g、炙水蛭 6 g。

2018 年 11 月复查，24 h 尿蛋白定量值为 0. 99 g/24 h，24 h 尿微量白蛋白值为 734. 5 mg/24 h，生化检查示尿素氮 10. 24 mmol/L，肌酐81. 1 μmol/L，尿酸 384. 9 mmol/L，血糖 7. 28 mmol/L，总胆固醇 5. 73 mmol/L，白蛋白 40. 3 mmol/L。经过 3 个月的中药治疗，患者尿蛋白定量值明显降低，说明患者肾功能得到进一步改善。

上述 2 个病例均是采用填精通络法治疗，效果甚佳。为什么采用此法呢？笔者认为精损络痹是糖尿病肾病的核心病机。肾藏精，肾精是化生肾气的物质基础，肾气又分为肾阳和肾阴。糖尿病肾病是在糖尿病气阴两虚的基础上发展而来，蛋白质为人体精微物质，蛋白质随尿排出，进一步加剧阴精的亏虚，故糖尿病肾病患者肾精不足，肾精亏损则肾气、肾阴、肾阳化生乏源，肾气化代谢功能严重下降，进而引起病邪的产生和停蓄，肾精不足，无力充盈血脉，导致气血流行不畅，血络瘀阻，加之湿邪阻滞肾络，影响气血运行，加重了血络瘀滞。湿瘀邪气久蓄不解，入脏、入血络，邪痹肾络，最终导致络脉痹阻。填精通络法分为 3 种：①峻补肾精，代表药物有熟地黄、紫河车、胡桃肉、巴戟天、鹿角胶、肉苁蓉、菟丝子；②祛邪通络，治法包括软坚通络、活血通络、化湿通络、清热通络，软坚通络的代表药物有鳖甲、龟板等，活血通络的代表药物有地龙、水蛭，化湿通络的代表药物有蚕砂、萆薢，清热通络的代表药物有鹿衔草、积雪草、白花蛇舌草；③固精，代表药物有生黄芪、生白术、金樱子、芡实、沙苑子。

二、 药重量效

俗话说用药如用兵，当治疗方法（作战策略）确定之后，选用合适的药物（作战用兵）就成为影响疗效的又一个因素。关于中药的选用，有药物的品种选择和药量斟酌 2 个关键问题。更药达效，是指在遵从原有立法的基础上依据患者突出的症状更换药物，使药物更有针对性；重剂起效，是指增加药物的剂量以获得满意的疗效。下面分享笔者应用更药达效和重剂起效方法治疗慢性肾衰竭的 2 个病例。

1. 更药达效

吴某，女，66 岁，辽宁人。因发现血肌酐升高 14 年，恶心、呕吐 1 年，加重 1 个月，于 2018 年 6 月 26 日前来就诊。患者 2004 年因乏力、纳差、轻度腰痛就诊于当地医院，患者血肌酐达 138 μmol/L，完善相关检查后诊断为慢性肾衰竭，医生予以海昆肾喜胶囊、复方 α－酮酸片（开同）、百令胶囊及中药汤剂治疗，其间定期复查血肌酐；2014 年血肌酐上升至 380 μmol/L；2015 年 5 月患者开始求治于一位京城肾病名医，间断服用中药治疗 3 年，在这 3 年中，肾功能比较稳定，血肌酐为 350～380 μmol/L，2018 年 5 月 6 日检查示血肌酐 399 μmol/L。患者自诉服中药后难以进食，但因为血肌酐较为稳定就坚持服药，近 1 个月恶心、呕吐非常严重，纳差，自行停服中药，前来就诊。患者恳求说："您想办法让我能吃点饭，我现在一点饭都吃不下，更别说吃药了，这样下去眼看就活不成了。”患者除了恶心、呕吐外，夜尿 2 ~ 3 次，舌质暗，苔白腻，脉弦涩。既往有慢性胃炎病史。2018 年 6 月 24 日，尿常规检查示尿蛋白 1 +，尿糖 1 +，血常规检查示血红蛋白 97 g/L，生化检查示血肌酐 494.3 μmol/L，尿素氮 19.9 mmol/L，钾 4.47 mmol/L，白蛋白 38.8 g/L，丙氨酸氨基转移酶 2 U/L，碱性磷酸酶 167 U/L。患者之前所服中药如下：生黄芪 50 g、党参 20 g、葛根 30 g、红花 10 g、菟丝子 15 g、车前子 10 g、枸杞子 15 g、茯苓 30 g、白术 15 g、香橼 10 g、佛手 10 g、炒麦芽 15 g。辨证为脾肾气虚，予以益气、健脾、补肾法治疗，立法并无不妥。患者近 3 年来血肌酐为 350 ~ 399 μmol/L，近期恶心、纳差症状加重，血肌酐升至 494.3 μmol/L。笔者思索后决定立法不变，仍用健脾补肾法，但调整药物，具体处方如下：法半夏 10 g、茯苓 30 g、炙香附 10 g、苏梗 10 g、生晒参 10 g、炒白术 20 g、炒麦芽 6 g、炒芡实 30 g、砂仁 5 g、佩兰5 g、菟丝子 20 g、制水蛭 6 g、巴戟天 20 g。

患者自诉服上药 7 剂后，恶心消失，纳差、乏力减轻。持续治疗 3 个多月，2018 年 10 月 14 日实验室检查示血肌酐 461.5 μmol/L，服药后患者症状减轻，血肌酐值降低。

更换药物的原因如下。原方中所用党参虽有健脾补气作用，但力弱。生黄芪为补气圣药，补诸虚之不足，但古书记载黄芪最大的副作用是助满而增胀，故将生黄芪 50 g、党参 20 g 替换为生晒参 10 g。现患者胃气虚极而上逆，再用生黄芪会更加壅滞胃气，故改用生晒参（一种商品人参）。经典健脾方剂四君子汤、参苓白术散中使用的均为人参，可见在补脾胃、恢复脾胃升清降浊方面，黄芪、党参不如人参。

将枸杞子 15 g 更换为巴戟天 20 g、芡实 30 g，是因为枸杞子味甘、性平，归肝、肾经，可滋补肝肾，益精明目，但枸杞子性平力弱，故不作君药；巴戟天味辛、甘，性微温，可补肾填精，祛风下气，治虚损，入肝经，养肝、祛风并可下气，用于阳虚气陷，逆气不降，清气不升，患者肾虚而气逆呕吐，故选巴戟天补肾而降逆；芡实味甘、性平，可补肾利湿，补中开胃，益精涩精，《本草新编》谓：“芡实补中祛湿，性又不燥，故能去邪水而补神水……尤能助之以添精，不虑多投以增湿也……子偏誉之为益精补中之药，何也？曰：芡实不特益精，且能涩精，补肾至妙药也。”芡实的特点为益精涩精，不虑增湿，补中祛湿，性不燥，有痰可大用，无痰不大用，涩中有利不留邪，补中有通不留滞。患者脾肾亏虚，舌苔白腻提示湿邪中阻，故用芡实起到益精、补中祛湿之作用。

将香橼 10 g、佛手 10 g 替换为炙香附 10 g、苏梗 10 g，是因为香橼、佛手功擅疏肝理气、和胃止痛，适用于肝胃不和。而《本草新编》谓香附“非补剂也，用之下气以推陈”，《太平惠民和剂局方》所载快气汤中有炙香附，该方治一切气疾，心腹胀满，胸膈噎塞，噫气吞酸，胃中痰逆呕吐，可见炙香附可理脾胃气滞并下气，适用于胃气壅滞，胃气上逆的患者，苏梗则理中焦气滞。相较于使用香橼和佛手，使用炙香附和苏梗更合适。更换药物后患者呕吐的症状明显减轻。这个病例疗效提高的关键点在于更换了更能体现立法的、符合患者病机与症状的药物。

2. 重剂起效

笔者曾借鉴国医大师裘沛然先生应用炙甘草汤时重用桂枝方得效的经验而获得良效。朋友家中 80 岁的老人有高血压病史 20 年、房颤病史 5 年，忽然有一段时间患者经常半夜全身出冷汗、胸闷，每次吸氧并含服丹参滴丸后才好转。患者在某心血管专科医院做冠脉造影检查，检查结果完全正常。住院期间医生予利伐沙班抗凝，出院后患者依然会在半夜发病。朋友找到笔者，让笔者给老人开些中药吃。笔者发现老人的脉象确实是结代脉，并且发作频繁，依《伤寒论》“脉结代，心动悸，炙甘草汤主之”，遂开炙甘草汤一方。患者发病特点是半夜发病，半夜正是阴阳接续之时，即一阳生发的时候，阳气生发不足则心阴、心阳不相接续，故疾病定时而发，结合裘沛然先生的经验，在炙甘草汤原方基础上重用桂枝 20 g，将生地黄易为熟地黄 60 g。1 周后患者半夜不再发病，3 个月后慢性房颤竟然转为心律正常。思考取效的关键点在于药量与病情相符。彼之病有千金之重，用千斤之药力才能撼动疾病。他人和自己的实践体会，引起笔者对药物剂量与疗效关系的关注。将这一用药思路用于治疗慢性肾衰竭也屡起良效，下面通过一肾病病例进一步说明。

王某，男，43 岁，因血肌酐升高 2 年，于 2018 年 2 月 9 日前来就诊。2016 年患者体检时发现血肌酐 132 μmol/L（正常值为 53 ~ 123 μmol/L），患者对此未重视；2017 年 2 次超声提示右肾上极有 4.4 cm × 2.6 cm的低回声包块，当地医院诊断为右肾实性占位，性质待定，因肾功能异常未进行穿刺检查，4 个月后复查超声示可见低回声包块，被诊断为高血压肾损害，因肾功能异常未进行穿刺检查及手术。患者患高血压 15 年，目前用马来酸依那普利片降压，每日 1 片，血压控制不稳，血压最高达 140/100 mmHg。辅助检查：2018 年 1 月 20 日肾脏超声检查示双肾实质回声增强，右肾上极低回声，左肾囊肿，肾脏 CT 示双肾形态不规则，左肾盂旁低密度，左肾门多发肿大淋巴结；2018 年 1 月 30 日实验室检查示血肌酐 213 μmol/L（正常值为 53 ~ 123 μmol/L）。

诊断：①慢性肾功能不全 3 期，高血压肾损害；②肾脏占位性质待定。治疗：①停用马来酸依那普利片，改为倍他乐克 12.5 mg，口服，每日 2 次，联合苯磺酸氨氯地平片（络活喜）5 mg，口服，每日 1 次；②中药：天麻 20 g、钩藤 10 g、川牛膝 15 g、杜仲 15 g、桑寄生 30 g、黄芩 15 g、炒白术 10 g、法半夏 10 g、熟地黄 90 g、山萸肉 20 g、山药 30 g、鳖甲 10 g、制水蛭 6 g、生黄芪 60 g。

患者服药 1 个月后复查血肌酐结果为 200.93 μmol/L，肾脏超声示双肾弥漫性改变，左肾囊肿，肾上腺区及肾动脉未见明显异常。患者血肌酐较前轻度下降，右肾占位消失。对于复查结果患者不敢相信，再次复查 CT 结果依然显示右肾占位消失。规律服用上方 1 年，2019 年 1 月 23 日复查血肌酐结果为 128 μmol/L，临床治疗效果确实出人意料。该病例取得满意疗效的关键是重用了熟地黄。《景岳全书》云：“非精血无以立形体之基。”

《类经附翼·真阴论》又云："观形质之坏与不坏，即真阴之伤与不伤，此真阴之象。"张景岳认为精血是构成人体结构的物质基础，观察到人体形态结构之坏与不坏，即意味着阴精之伤与不伤，据此理论推测该患者的低回声应为痰湿之邪的填充。人为有形机体，需得到阴阳的充实才能丰满。由于阴为有形之物，充实于经络、脏腑、肌肉之间，在人体占有一定空间。当阴血亏虚不能完全充实经络、脏腑、肌肉时便留有空隙，有形之邪趁虚占据空隙。因此在本病例中，用熟地黄 90 g 起到了改善肾的经络、脏腑、肌肉之间阴血亏虚、痰湿之邪填充使形质改变的情况，大剂量的熟地黄带来良好的疗效，验证了中医不传之秘在于药量的说法。

三、 中西融通

无论是中医还是西医治病，治疗对象均是人。当中医用宏观的思维方式进行辨证论治时，机体的微观结构依然存在；当西医通过对机体微观结构成分进行分析来治疗疾病时，机体相互关联的整体功能状态依然发挥作用。因此在治疗疾病时采用中西融通的方法，可以大大提高疗效。中医和西医这 2 种不同的医疗体系，在实践中怎样融通呢？我们还是通过实际案例来说明这一问题吧。

1. 参西医病理，融中医病机

朱某，男，48 岁，因尿酸、血肌酐升高 2 年余就诊。患者 2015 年体检发现血尿酸 500 μmol/L（正常值为 150～440 μmol/L），血肌酐 148 μmol/L（正常值为 35.2～105 μmol/L），超声检查提示肾结石、肾囊肿，当地医院诊断为慢性肾功能不全，口服肾衰宁片、肾康片治疗，治疗效果差；2016 年来京求诊于某三甲医院肾病专家，被明确诊断为慢性肾功能不全、高尿酸血症肾病，患者持续服用中药治疗，血肌酐下降到 130 μmol/L 左右。因想取得更好的疗效，经人介绍患者于 2018 年 1 月 9 日前来我处求治。患者既往有甲状腺结节，右侧肾上腺肿瘤切除术后；2018 年 1 月 5 日实验室检查示血尿酸 561.1 μmol/L（正常值为 150 ~ 440 μmol/L），血肌酐 130.7 μmol/L（正常值为 35.2 ~ 105 μmol/L）。回顾病史，患者慢性肾功能不全、高尿酸血症肾病的诊断明确。

仍给予非布司他 40 mg，口服，每日 1 次；碳酸氢钠片 0.5 g，口服，每日 3 次。中药处方如下：乌药 10 g、益智仁 6 g、萆薢 20 g、土茯苓 60 g、熟地黄 60 g、山萸肉 30 g、山药 30 g、烫水蛭 6 g、海金沙 15 g、茯苓 30 g、川牛膝 15 g、怀牛膝 15 g、忍冬藤 30 g、陈皮 10 g、生黄芪 60 g。治疗前后血尿酸、血肌酐检查结果见表 2。

表 2　治疗前后血尿酸、血肌酐检查结果

时间	血尿酸/（μmol/L）	血肌酐/（μmol/L）
2018 - 01 - 05	561.1	130.7
2018 - 03 - 02	237.6	109.6
2018 - 03 - 27	236.9	102.0
2018 - 04 - 14	260.0	103.1
2018 - 06 - 16	298.1	99.2

注：血尿酸正常值为 150 ~ 440 μmol/L，血肌酐正常值为 35.2 ~ 105 μmol/L。

患者服药 2 个月后血肌酐下降，第 3 个月血肌酐下降到正常范围内，之后半年内患者复查血肌酐，其结果均在正常范围内。指标下降提示中药逆转并保护了肾功能。方中用乌药、益智仁、熟地黄、怀牛膝温肾，用忍冬藤、海金沙、烫水蛭清热通络，用萆薢、土茯苓降浊，用生黄芪、茯苓、陈皮升清。本处方是基于中西融通的理论确定的补肾化浊、清热解毒的治法。目前中医学认为痛风病起于中焦，它不同于痹证，非外来之邪致病。痛风主要由于脾肾功能失调，脾不升清，肾不降浊，浊毒聚集于络脉影响气血运行，最终痰浊、瘀血阻滞关节、经脉而发病，治疗时予以健脾补肾、升清降浊法。运用上述治疗方法虽可取得一定疗效，但还不尽如人意。笔者考虑到西医学认为痛风是因为尿酸盐结晶沉积于肾小管管腔或间质而产生的急性炎性反应，急性炎症属于热毒，故治疗时应予以清热解毒、通络之法。笔者认为痛风的病机为因实致虚，浊毒聚集于络脉，日久由脾肾气虚发展至脾肾阳虚，肾络之邪瘀而化热，热、浊、瘀阻于肾络，形成全身与肾络局部寒热错杂、虚实夹杂之病机。治以温肾化浊，清热通络。以此法治疗众多因痛风引起的肾功能不全，疗效较为显著。

2. 遵西医药理，通中医辨治

刘某，女，43 岁，因慢性肾功能不全 7 年且近半年加重，于 2017 年 11 月 14 日前来就诊。患者于 2005 年产后尿常规检查示异常，尿潜血 2+，尿蛋白 3+，未予重视；2010 年发现血压升高，最高时血压可达 150/100 mmHg，伴血肌酐升高，血肌酐 100 μmol/L，口服厄贝沙坦控制血压，后于北京某医院行肾穿刺，提示局灶增生硬化性 IgA 肾病，口服醋酸泼尼松 10 片进行治疗，后激素用量逐渐减少，近 1 年内减至停药。一直口服厄贝沙坦来降血压，每日 1 次，每次 150 mg。2010 年至 2016 年患者病情控制可，血肌酐 70～160 μmol/L；2017 年劳累后出现反复疲劳、下肢水肿，2017 年 9 月 3 日血肌酐为 420 μmol/L，2017 年 11 月 3 日血肌酐为 673 μmol/L，2017 年 11 月 8 日血肌酐为 758 μmol/L，医院建议行连续肾脏替代疗法（CRRT），患者拒绝，为求中医治疗前来就诊。刻下畏寒，痰多，腰膝酸软疼痛，劳累后双下肢水肿，晨起恶心，纳可，大便每日 1 次，不成形，便前里急肠鸣。睡眠一般，多梦，起夜 1 次，24 h 小便量可。患者已经处于尿毒症期，笔者跟患者交代病情已经达到透析标准，不透析可能发生危险，但患者坚决拒绝马上透析，表示一定要服中药观察 1 个月。见患者态度坚决，同时基于患者无明显心衰症状，夜间可平卧，小便量尚可，能够进食，于是笔者决定冒险试一下。笔者调整了治疗方案，即停用厄贝沙坦，改用苯磺酸氨氯地平（络活喜）、卡维地洛控制血压，纠正贫血、降钾、降磷治疗方案不变，同时加用补肾降浊中药。

2017 年 11 月 26 日服药 2 周后复查血肌酐，其结果为 632 μmol/L，2017 年 12 月 6 日血肌酐为 557 μmol/L，患者病情明显减轻。该患者治疗取效的关键在于停用了厄贝沙坦。厄贝沙坦属于血管紧张素Ⅱ受体抑制剂（ARB），虽然一些临床研究提示在肾功能不全时使用该药对肾功能无影响，但在这些临床研究中患者的血肌酐一般低于 265 μmol/L。厄贝沙坦说明书提示："肾功能不全的患者可能需要减少本品的剂量，并且要注意血尿素氮、血清肌酐和血钾的变化。作为肾素－血管紧张素－醛固酮抑制的结果，个别敏感的患者可能产生肾功能变化。"临床上也经常看到一些高血压患者原来血肌酐正常或血肌酐轻度升高，长期服用厄贝沙坦后出现血肌酐升高的情况。有学者认为 ARB 对肾功能无影响是因为该类药物可以扩张肾小球出球小动脉和肾小球入球小动脉，增加血流量，明显降低肾小球囊内压力，故可以对肾功能起到保护作用。但是该药对于入球小动脉和出球小动脉扩张的作用强度不同，对出球小动脉的扩张作用大于对入球小动脉的扩张作用，长期应用该药可使肾灌注下降，加重肾脏缺血状态，抵消其增加血流量的作用，降低肾小球囊内压力的获益。该患者有可能因持续使用厄贝沙坦，且用药期间未检测血肌酐变化，导致该药引起肾功能损伤，治疗中停用该药，并给予中药治疗，患者肾功能迅速恢复。笔者在对这一病例进行治疗时就是充分考虑了西药的利弊而调整了治疗方案，从而取得了意想不到的效果。

综上所述，笔者认为应主要从 3 个方面来提高中医临床疗效。第一，做到立法准确，另外应注意立法要巧且要知常达变；第二，疗效不佳时需考虑药物品种和剂量的差异，对于药物品种及剂量的选择需要我们拥有足够的知识储备，这就要求我们要进一步学习；第三，要充分应用现代医学知识，中医学认为"有诸内必形诸外"，外部症状是内部病变的反应，作为现代中医人，我们更应该将现代医学的生理、病理和药理知识融入临床诊治中，从而进一步提高临床疗效。

第二章　审因论治——由疑难病例引发的对慢性肾脏病治疗的思考

10 年前笔者在门诊接诊了一位令人印象深刻的患者，就诊当天一位妈妈用轮椅推着一个骨瘦如柴的少年，少年看上去只有七八岁，一问才知已经 13 岁了。患者母亲告诉笔者，外院医生判断患者仅有 7 年生存期，随后这位母亲向笔者介绍了患者的病情。2010 年患者发热 39 ℃，经当地某医院及北京某医院治疗 20 多天后热退，后经其他医院诊断为糖原贮积，予辅酶 Q_{10}，同时在配合一些中药治疗。患者以肌肉萎缩、乏力为主要表现，以往服用中药均为健脾补气之品，但服药 2 年病情持续进展，2012 年发展到呼吸困难，需佩戴呼吸机（每晚及午后佩戴 2 ~ 4 h）。患者刻下体力非常差，不能耐受一般运动，肌肉萎缩，纳食差。检查结果示天门冬氨酸氨基转移酶 290 U/L，肌酸激酶 2398 U/L，肌酸激酶同工酶 21 U/L。

经过分析，笔者按照肝郁脾虚立法治疗，处方如下：柴胡 6 g、炒白芍 15 g、五味子 6 g、鳖甲 10 g、龟板 10 g、生黄芪 10 g、当归 20 g、茯苓 30 g、陈皮 10 g、砂仁 5 g、炒麦芽 12 g、鸡内金 10 g、川芎 10 g、赤芍 6 g、生甘草 6 g。以此方为基础方，患者坚持服用 6 年，服药后患者的天门冬氨酸氨基转移酶一直保持在 100 ~ 130 U/L，呼吸机佩戴时间一直未延长，病情平稳，2018 年 1 月 8 日生化检查示天门冬氨酸氨基转移酶 115. 94 U/L，肌酸激酶 1408 U/L，肌酸激酶同工酶 30 U/L，血糖 4. 8 mmol/L。从一开始得病到 2018 年患者不定期来医院，8 年以来患者病情很稳定，患者妈妈也逐渐消除了对 7 年之限的恐惧感。

对于该病例，笔者为什么会想到用疏肝养肝的方法治疗呢？这是因为患者肝功能异常且肌酸激酶升高，微观指标提示肝受损及脾所主的肌肉受损。导致患者病情加重的原因是患者先天性酶缺陷造成糖原代谢障碍，糖原大量沉积于肝脏、肌肉中。该病的病理表现为肌肉组织受损、肝细胞肿胀、糖原沉积、细胞坏死，症状为生长发育落后、肌肉松弛。实验室检查可见肌酸激酶增高、肝功能异常。从微观来看，该病除了与脾虚无法主肌肉、四肢相关外，与糖原的代谢异常亦密切相关，这符合中医学所说的“无者求之”。“无者求之”中的“求”指的是病因，而现代医学可以通过微观指标为寻找病因提供线索，因此该病例提示审因治疗是非常重要的。

病因是疾病发生的启动因素，在临床中将每一疾病的病因具体化，是提高审因论治水平的关键所在。慢性肾脏病是各种原因导致的慢性肾脏疾病的统称，在疾病的某一阶段，不同类型的慢性肾脏病可表现为相似的症状、体征，如均有水肿、高血压、蛋白尿或血尿等。不同的肾脏病的病因是我们临床治疗中首先要针对的目标，无论其是隐藏还是有表露的迹象。《黄帝内经·素问·至真要大论》云“必伏其所主，而先其所因”，唐代孙思邈《备急千金要方·卷一·诊候第四》提出“夫欲理病，先察其源”，宋代陈无择《三因极一病证方论》提出“凡治病，先须识因，不知其因，病源无目”，清代医家徐灵胎在《兰台轨范》自序中提出“欲治病者，必先识病之名，能识病名，而后求其病之所由生，知其所由生，又当辨其生之因各不同，而病状所由异，然后考其治之之法”，可见诸多名家均主张审因论治。

一、 病因的概念

《医学源流论·病同因别论》云：“凡人之所苦，谓之病；所以致此病者，谓之因。”病因，即导致疾病发生的原因。中医学对病因的认识经历了形成、发展、成熟的过程。值得注意的是，古代医籍中的病因多指代致病因素，而非疾病发生的根本原因。六淫、七情等致病因素作用于人体，结合不同的体质特点，导致脏腑、气血、阴阳失衡而发病，最终的病理变化本质才是疾病的病因。疾病的致病因素是多样的，而某种疾病的病因是单一的、确定的。病因反映了疾病发生、发展的特点和规律，是区别于其他疾病的关键，也是靶向治疗的靶点。审因论治是针对疾病本质的治疗，可以从根源上阻断疾病的进展。

二、 审因论治的 3 个层面

基于疾病的整体特点、动态变化和具象表现，审因论治分为审病因、审证因和审症因 3 个层面。审病因即辨别疾病不同于其他疾病的特有病理变化，是对疾病发生、发展整体规律的判断。审证因即辨别疾病在某一阶段的主要矛盾，是针对疾病不同阶段的动态辨治。审症因即辨别每一个症状背后的具体病因病机，是在审病因、审证因基础上的个体化治疗。《伤寒论》中的六经病诊治思路，充分体现了审因论治的三位一体化治疗。《伤寒论·辨太阳病脉证并治篇》提出："太阳之为病，脉浮，头项强痛而恶寒。"主症是病因的外露，从主症入手可找到内在病变。以太阳病为例分析《伤寒论》诊治思路，首先确定外邪袭表郁遏卫阳，太阳经气不利是太阳病的病理变化本质，即疾病的病因，据此确立太阳病的治疗原则为解表祛邪，方用麻黄汤，随临床症状变化有所加减，但不变的是针对太阳病病机的治疗，即用麻黄汤打底的治疗思路不变，故《伤寒论》提出"太阳病，项背强几几，反汗出恶风者，桂枝加葛根汤主之""太阳病，项背强几几，无汗恶风，葛根汤主之""太阳与阳明合病者，必自下利，葛根汤主之""太阳病，无汗，而小便反少，气上冲胸，口噤不得语，欲作刚痉者，葛根汤主之"等。

综上所述，《伤寒论》的审因论治包括 3 个层面：在疾病层面，通过主症审病因；在证候层面，"观其脉症，知犯何逆，随证治之"；在症状层面，通过兼症审症因，加减用药。

三、 慢性肾脏病的临床特点

1. 多症状混杂

慢性肾脏病病情复杂，迁延不愈，临床症状繁杂，给审因带来一定困难，具体表现为合并症多、并发症多、症状与体征间相互矛盾。合并症是指同时合并2种及以上无明显因果关系的疾病。慢性肾脏病患者多合并其他脏器的功能损害，以合并心脏疾病最为多见，合并心脏疾病时患者表现为胸闷胸痛、心慌气短。在中医学藏象理论中，心、肾两脏关系密切，现代中医学者将其描述为“心肾相关”。“心肾相关”指心、肾两脏及其相应的经络、形体及官窍等组织器官在生理上的联系和在病理上的相互影响，包括水火既济、君相安位、精血互用、精神互用及经络相连等含义。并发症是指原发疾病引起的症状。肾脏具有调节水电解质平衡、调节内分泌等多种功能，因此慢性肾脏病患者多并发肾性贫血、肾性骨病、电解质紊乱等，表现为面色苍白、乏力、关节疼痛、恶心、呕吐等多种症状。慢性肾脏病各症状、体征间往往是相互矛盾的，例如慢性肾脏病患者患病日久阴阳俱虚，可同时见到五心烦热、口燥咽干等阴虚内热征象和舌质淡、苔白、腰膝酸软、小便清长、脉沉细等下焦虚寒征象。

面对繁杂的临床表现，审因的关键在于分清主症和兼症。主症是能够反映疾病核心病理变化的症状，体现了主要矛盾，常常是患者最痛苦的所在和就诊的主要原因。兼症是在主症基础上继发的症状。解决了主要矛盾，兼症便可随主症而缓解。

2. 多病机同在

抓主症是审因的关键，慢性肾脏病临床可见多组症状、多病机同在。不同症状反映不同的病机变化。例如慢性肾脏病患者临床表现为乏力、腰膝酸软、耳鸣、齿落，说明存在肾精亏虚的病机；出现心慌、气短、胸闷的症状，说明存在心阳不振的病机；出现头晕、目翳、胁肋隐痛的症状，说明存在肝阴虚的病机；出现易感冒、畏风、自汗、咳嗽的症状，说明存在肺卫气虚的病机；出现纳差、腹胀、便溏、舌体胖大、舌苔水滑的症状，说明存在脾虚湿盛的病机；出现肌肤甲错、面唇紫暗、舌下络脉曲张的症状，说明存在瘀血内阻的病机。多症状、多病机间相互联系，共同构成复杂的疾病整体。多症状是复合病因的外在表现，即病及多个脏腑，且虚实夹杂。审因论治就是针对引起诸多症状的主要病因进行治疗。

四、审因论治方法

理论的讲述总是显得比较苍白，确定病因是临床应用审因论治方法的关键。下面结合临床病例谈谈寻因之法。

1. 取独法

明代医家张景岳云："乖处藏奸，此其独也……欲得之者，犹纵目于泰山之顶……犹认针于沧海之中。"这里的"独"指的是最能反映疾病病变特点的证候征象。

许某，男，1970 年 7 月 21 日出生，河南人。2017 年 4 月 19 日初诊。患者患 2 型糖尿病 7 年、糖尿病肾病（临床蛋白尿期）2 年。近 2 年降糖方案为口服阿卡波糖 50 mg，每日 3 次；午餐前皮下注射门冬胰岛素 4 IU；睡前皮下注射甘精胰岛素 6 IU。日常血糖控制良好，糖化血红蛋白 5.6%。24 h 尿蛋白定量值为 808.91 mg/24 h，尿白蛋白/尿肌酐为 90.18 mg/mmol（正常值为 0 ~ 25 mg/mmol）。患高血压 2 年，口服厄贝沙坦 300 mg，每日 1 次，血压控制良好。患者近 2 年一直服用汤药，但是 24 h 尿蛋白定量值一直在 808.91 ~ 1000 mg/24 h 波动，尿白蛋白/尿肌酐在 90.18 ~ 180 mg/mmol（正常值为 0 ~ 25 mg/mmol）波动，为进一步降低尿蛋白来京求医。刻下腰酸乏力，视物模糊，偶有手指针刺感，纳眠可，夜尿 2 ~ 3 次，大便日 1 次，质干。双下肢无水肿。舌质红，苔黄腻，脉细。西医基础治疗方法未变，中药处方：生黄芪 60 g、熟地黄 60 g、山萸肉 30 g、丹皮 15 g、芡实 20 g、金樱子 20 g、覆盆子 20 g、茯苓 30 g、炙水蛭 6 g、菟丝子 30 g。

二诊。服药 30 剂后患者诉腰酸减轻，复查 24 h 尿蛋白定量值为 647. 86 mg/24 h（正常值为 0 ~ 150 mg/24 h），尿白蛋白/尿肌酐为 84. 09 mg/mmol。前方加炒白术 20 g、炒苍术 10 g、大腹皮 15 g。

三诊。又服药 30 剂后复查 24 h 尿蛋白定量值为 407. 52 mg/24 h（正常值为 0 ~ 150 mg/24 h），尿白蛋白/尿肌酐为 48. 63 mg/mmol。患者由临床蛋白尿期逆转为微量蛋白尿期。

糖尿病肾病一旦发展到临床蛋白尿期，很难逆转。经过 60 天的治疗，该患者取得了显著疗效。根据患者降低尿蛋白的诉求，笔者在治疗时摒除前医辨证论治的思路，改为针对患者出现泡沫尿这一症状进行治疗。中医学认为出现蛋白尿代表肾精的丢失。糖尿病肾病患者初期表现为阴液不足，随着病情的发展，到了中、晚期，大量蛋白漏出，这进一步加重了肾精的亏虚，并致肾阴、肾阳、肾气不足，虚气留滞，痰、湿、水饮、瘀血、浊毒内生，痹阻肾络，为本虚标实证。

糖尿病肾病患者尿中出现蛋白代表肾精已丢失，因此治疗糖尿病肾病就要取蛋白尿这个“独”症。中医治疗提倡“补不足而损有余”，治疗时针对蛋白尿这一“独”症，以填精通络为大法。方中生黄芪补气生精，熟地黄、山萸肉、菟丝子填补肾精，芡实、金樱子、覆盆子固涩肾精，茯苓、炙水蛭、丹皮化湿通络。此法确收良效，证实取独法之成功。

2. 析因法

一些慢性肾脏病患者缺乏特异的临床症状或体征，表现为肾脏影像学检查或血、尿检查结果异常，使疾病出现无证可辨的情况。此时无法采用分析主症、独症的方法（《黄帝内经》中“有者求之”的方法），可采用析因法（《黄帝内经》中“无者求之”的方法）进行审因论治。医者可根据实验室检查和影像学检查结果，并结合现代医学，对疾病发病机制的认识进行审因。如常见的遗传性肾脏病多囊肾，其主要病理变化为肾脏皮质、髓质多发的液性囊肿，患者早期检查仅有影像学改变，随着病情发展，囊肿变大、变多，肾脏增大，出现肾脏损害，病情发展过程中一些患者往往没有不适症状。下面以多囊肾引起肾功能不全的病例为例介绍析因法论治的思路。

董某，男，1975 年 7 月 29 日出生。2018 年 3 月 9 日初诊。主诉患多囊肾病 10 年、血肌酐升高 5 个月。患者 10 年前体检时经肾脏超声检查示双肾多发囊肿，尿常规及肾功能检查结果均正常。后间断进行肾脏超声检查，检查结果示囊肿逐渐增大。2017 年 10 月检查结果示血肌酐为 150 μmol/L。2018 年 3 月就诊于北京某医院，检查结果示血肌酐为 139 μmol/L（正常值为 59 ~ 104 μmol/L），尿常规检查示尿蛋白 ± 。1 个月前肾脏超声检查示双侧多囊肾，双肾结石，双肾体积增大、形态失常，双肾集合系统内可见多发强回声，右侧较大者直径 1. 2 cm，左侧较大者直径 1. 1 cm。但患者无腰酸腰痛、下肢水肿等任何不适症状。纳眠可，舌淡胖，苔白腻，脉细滑。此次患者因肾功能异常来京求诊。既往多发肝囊肿病史 1 年，有家族史，其兄患多囊肾。中药处方：黄芪 60 g、熟地黄 60 g、山萸肉 20 g、肉桂 3 g、炙麻黄 3 g、川牛膝 20 g、土鳖虫 10 g、炙水蛭 6 g、白芥子 15 g、鹿角胶 6 g、天麻 20 g、钩藤 10 g、鸡血藤 30 g、鸡内金 30 g、海金沙 15 g。

二诊。服药 30 剂后，检查结果示血肌酐为 128 μmol/L（正常值为 59 ~ 104 μmol/L），血尿酸为 461 μmol/L（正常值为 208 ~ 428 μmol/L）。前方加土茯苓60 g、蚕砂 30 g、芡实 50 g、薏苡仁 60 g。

三诊。服药 30 剂后，检查结果示血肌酐为 118 μmol/L（正常值为 59 ~ 104 μmol/L）。

中医学认为多囊肾系先天禀赋不足，脾肾气化失司导致癖饮留结体内聚而生痰，藏于窠臼阻碍气血运行，痰瘀胶结而成囊肿。治疗以祛痰、化饮、活血为主，佐以补肾健脾。但在治疗该患者时，笔者一改常规以祛邪为主的治法，反而以补为法，主要是考虑到肾囊肿看似是痰湿瘀血阻滞，但从超声等影像学检查及多囊肾的发病机制（基因突变并不足以引起肾囊肿的发生，后来在毒素等环境因素的影响下，部分肾小管细胞发生体细胞突变而引起肾脏纤毛功能障碍时才导致肾囊肿）看，此病何尝不是肾脏阳气不振形成的阴疽病证呢？作为构成人体结构的物质，精血可以充盈肾脏，当精血不能充盈肾脏而留有空隙时，另外一些有形之邪趁虚占据这些空隙。因此治疗当温阳补血、散寒通滞。以阳和汤打底补益肾脏，以补为通是不二选择。方中重用熟地黄大补营血，鹿角胶生精补髓，养血温阳，肉桂温经通脉，白芥子消痰散结，炙麻黄调血脉、通腠理，同时酌情加用活血、化湿、通络之品。本病例的治疗思路是分析影像学之因而出，该法对无临床症状的多囊肾引起的肾损害的治疗极有效。

3. 析因联合审证法

临床的复杂性决定了治疗方法的多变性，一些慢性肾脏病的审证方法则是应用各种方法多维度进行分析。下面以高尿酸血症肾病的病例为例介绍析因联合审证法的思路。

朱某，男，1970 年 11 月 17 日出生，山西大同人。2018 年 1 月 9 日初诊。主诉血尿酸、血肌酐升高 2 年。患者 2 年前体检时发现血尿酸 480 μmol/L、血肌酐 148 μmol/L，当地医院诊断为慢性肾功能不全、高尿酸血症肾病，予肾衰宁片、肾炎片、中药汤剂治疗，治疗后效果不佳，2 年来血肌酐最低值为 130 μmol/L（正常值为 35. 2 ~ 105 μmol/L）。2018 年 1 月 5 日检查结果示血尿酸为 561. 1 μmol/L（正常值为 150 ~ 440 μmol/L），血肌酐为 130. 7 μmol/L（正常值为 35. 2 ~ 105 μmol/L）。刻下无关节红肿、疼痛，双下肢沉重，餐后腹胀，眠可，小便可，大便日 1 次。舌质淡暗，苔薄黄，脉弦。中药处方：乌药 10 g、益智仁 6 g、萆薢 20 g、土茯苓 60 g、熟地黄 60 g、山萸肉 30 g、山药 30 g、炙水蛭 6 g、海金沙 15 g、茯苓 30 g、川牛膝 15 g、怀牛膝 15 g、忍冬藤 30 g、陈皮 10 g、生黄芪 60 g。嘱患者低嘌呤饮食，口服碳酸氢钠片 0. 5 g，每日 3 次。

二诊。患者在外地，按上方服药 90 剂后，诉双下肢沉重感减轻，餐后腹胀缓解，纳眠可，小便可，大便日 2～3 次，不成形。舌质红，苔薄黄，脉滑数。2018 年 3 月 2 日复查结果示血尿酸为 237. 6 μmol/L（正常值为 150～440 μmol/L），血肌酐为 109. 6 μmol/L（正常值为 35. 2～105 μmol/L）。2018 年 4 月 14 日复查结果示血尿酸为 260 μmol/L（正常值为 150～440 μmol/L），血肌酐为 103. 1 μmol/L（正常值为 35. 2～105 μmol/L），血肌酐恢复正常。

中医学认为痛风病起于中焦，脾胃亏虚致湿浊阻络。痛风患者会出现肾不降浊的病机，患者湿盛，故医者一般采用温肾利湿、分清化浊的治法。有医者采用该方法进行治疗，但是效果不理想。结合以往临床诊治痛风肾患者的经验，笔者认为浊瘀热毒是高尿酸血症肾病形成的根本原因。高尿酸血症肾病是在痛风的基础上发展而来，其病机必然以痛风的病机为基础，这也是高尿酸血症肾病区别于其他慢性肾脏疾病的关键点。

在高尿酸血症肾病的整个病程中，作为始动病因，浊瘀热毒贯穿全程。高尿酸血症肾病因实邪阻滞而致脾肾气血更加亏损，具有因实致虚的特点，这也是高尿酸血症肾病区别于其他肾脏疾病的地方。因此，浊瘀热毒是高尿酸血症肾病的核心病因，也是治疗效果的风向标，是决定疾病进退和预后的关键。

通过析因联合审证法分析，确定祛除浊瘀热毒是治疗高尿酸血症肾病的基本原则及第一要义，以“肾脏元真畅通”为治疗标准，强调治疗高尿酸血症肾病时要坚持脏腑辨证与三焦辨证相结合，注意调理五脏、疏利三焦、升清降浊、疏通经脉、畅达气血，以萆薢分清饮为基本方加减治疗，另外在方中加入经历代本草、现代药理研究结果和临床经验证实的既能化浊邪又能通络，在免疫抑制、抗炎镇痛、治疗肾脏病等方面有明显疗效又能降低血尿酸水平的中药——土茯苓，同时可酌情联用具有升清与降浊双重功效的药物僵蚕及具有和胃化浊功效的蚕砂。以上药物都是围绕形成高尿酸血症肾病的根本原因——浊瘀热毒而设。

综上所述，以填精通络法治疗糖尿病肾病，以温阳补血、散寒通滞之法治疗多囊肾之肾损害，以祛除浊瘀热毒治疗痛风性肾病的临床提效之法，均是审因所得。慢性肾脏病多具有复合病因，临床表现为症状繁杂、多主症同在。取独法、析因法、析因联合审证法为治疗慢性肾脏病时审因的方法，也是治病求本、提高疗效的关键所在。

第三章　探求病机需分层，辨证论治非全部

如果问中医学和西医学最大的区别是什么，大部分中医人会告诉你：中医学强调辨证论治，治疗的是人的证候；西医学强调辨疾病施治，治疗的是人的疾病。辨证论治是中医学区别于西医学的主要之处，是中医学解决临床动态病机矛盾的主要手段，在现代中医界有着至高无上的地位，因此有人认为只有证候才是中医学必须死守的，而疾病则是西医学所研究的内容。殊不知辨证论治背后的本质即是通过患者当前所表现出的临床症状、体征，四诊合参推求出疾病当前阶段的主要病机矛盾，病机才是需要最终探求的矛盾本质。然世界万物均遵循《易经》所彰显的“易”的规则——“变”与“不变”矛盾统一，病机亦同样具有此特点，即病机有动态变化的一面，亦有相对稳定不变的一面。病机具有一定的层次性，证候所反映的病机是动态变化的，是变的一面，而疾病病机是相对稳定不变的。下面论述中医疾病病机、证候病机、症状病机三者的内涵与联系，重点强调被中医界所忽视的疾病病机的重要性。

一、疾病病机——贯穿始终的核心病机

疾病病机是针对每一具体疾病提出的病机，反映疾病纵向发展的规律，不管患病人群是何种体质，出现何种证候，在疾病发生、发展、预后、转归过程中都会遵循着某一稳定不变的病机规律，这就是病机相对不变的一面。然而近半个多世纪以来中医界却忽略辨病的重要性，过度强调辨证论治的特色，这在研究疾病的整体发展规律方面无疑是有缺陷的。关于疾病的记载最早可追溯至殷商时期的甲骨文，之后《山海经》《五十二

病方》《黄帝内经》《伤寒论》《金匮要略》等书记载了疾病的病名及治疗原则、方药等，如《黄帝内经》记载了痹证、咳嗽、消渴等疾病的治疗原则，《伤寒论》是一本辨六经病与辨证相结合的经典，每一章节均强调先病后证，《金匮要略》更是以病为纲进行论述，体现了辨病治疗的重要地位。疾病病机是一疾病区别于其他疾病的特有病机，为大家所共识的消渴病的病机为阴虚燥热、气阴亏虚，痛风的病机为脾虚湿热、浊毒阻络等。每种疾病都具有一定的特异性，决定了不同病种的不同进展方向，也决定了证候和症状进展的差异性，证候、症状均是在疾病的基础上产生的，故疾病应处于核心地位。疾病是一个完整的动态过程，每个疾病的病机都是特异的，辨病能够明确治疗的靶向，因此，辨病是从整体上认识疾病发生、发展的一般规律，有助于医生了解疾病的基本矛盾和发展变化规律，从而制定总体方案。

古人非常重视辨病。《景岳全书·传忠录·论治篇》云："是以凡诊病者，必须先探病本，然后用药。"清代徐灵胎《兰台轨范·序》云："欲治病者，必先识病之名，能识病之名，而后求其病之所由生，知其所由生，又当辨其生之因各不同，而病状所由异，然后考其治之之法，一病必有主方，一病必有主药。"清代周学海《读医随笔·评释类》云："治病必求其本。所谓本者，有万病之公本，有各病之专本。治病者当求各病专本，而对治之，方称精切。"该书提出治病求本应当寻找具体疾病的"各病之专本"，而不应只停留在寻找疾病共性的"万病之公本"阶段。周学海先生对治病求本当求各病专本进行了高度概括，这是宏观治病求本思想的自我完善和发展。然而在临床中根据患者现有症状、体征去寻求疾病的病机有时候是有一定难度的，疾病病机可以隐藏在证候、症状背后，这时需要遵《黄帝内经·素问·至真要大论》"谨守病机，各司其属，有者求之，无者求之"的原则，要学会探求证候背后潜藏不显之病机，即隐性病机，在蛛丝马迹中寻找"独处藏奸"之处。隐性病机是可以运用中医理论，按照具体疾病病机发展的特殊规律和细审病因、证候后求证出来的，当下证候病机可能只是隐性病机的衍生结果。

疾病病机如此重要，那么在疾病的病名确立时是不是最好采用中医的病名呢？这就需要分析一下中医学和西医学对于疾病命名的不同，中医学重功能代谢，西医学重物质结构，两者对于疾病的命名原则亦因此有所区别。中医疾病的命名原则有多种，很多是根据临床主症或病机特点命名，缺乏统一命名标准，不少病名缺少对疾病核心病机和演变规律的描述，不一定能完全反映疾病的内在本质。西医疾病的命名则可以较好地避免这一问题，每一个明确的西医疾病诊断背后都反映了一个疾病的病因、病理、结构的异常，临床表现和相关并发症、进展及预后转归亦有一定规律，这是一个疾病所特有的区别于其他疾病的规律。西医所重视的物质结构是否与中医重视的功能必然冲突呢？一切功能代谢均是建立在物质基础之上的，中医学的“形气神”理论模型是最好的诠释。既然西医的疾病病名是建立在物质结构的病变之上，也就是对应了中医学的“形”病，“形”病引起的“气”病必然会有一定的规律可循，因此，运用中医学病因病机理论对现代医学所命名的疾病病机进行分析，做到西为中用才能更好地解决临床实际问题。

二、 证候病机——异病同治的病机基础

证候病机是针对具体疾病发展过程中阶段性矛盾提出的病机，也是现代中医界所强调的辨证论治的主体。例如腰痛肾阳不足证的证候病机概要是肾阳不振，阳气不能温煦筋脉，筋脉失养；瘀血腰痛的证候病机概要是瘀血阻滞腰部经脉，气血不能通达，筋脉失养等。证候可体现某一疾病群体共性发展过程中的不同个性，疾病基础上的证候病机比疾病病机更具体、细化地反映某一阶段的病理本质，不同疾病发展可以出现相同的证候，其共有的病机是异病同治的病机基础，如脾虚痰湿中阻所致胃痛、眩晕均可使用健脾化痰法加减治疗，肾气亏虚所致癃闭、腰痛均可使用补肾气法加减治疗。对于疾病某一阶段病理状态的反映程度，证候病机比疾病

病机更为深刻而具体，只有辨清证候才能进行更精确、恰当的治疗，才能了解疾病发展过程中不同阶段的本质、主要矛盾，据此论治，确定解决当前矛盾的具体方法。然而辨证也具有其局限性，它对疾病全过程中各个阶段的相互联系以及特点和规律认识不足，相对带有片面的、静止的特点。疾病发展过程如一条江河从源头流向大海，其间经过“高原”“峡谷”“平原”“丘陵”等“地貌”，我们可以把不同“地貌”看成是疾病发展过程中的不同证候，这些不同“地貌”共同组成疾病全过程。金寿山在《金匮诠释·自序》中写道：“能辨证而不识病，可谓只见树木、不见森林，在诊断上缺乏全局观点，在治疗原则上会毫无原则地随证变法。”

在进行证候辨证时，医者多根据患者症状、体征等四诊信息判定。然根据症状、体征表象、舌象、脉象等判定方法所得出的证候多属于诸多病机证候发展而来表现于外的证候，多属于结果证候，未必能够准确反映疾病本质，如慢性病长期迁延不愈的患者均会出现气虚、血瘀、痰湿、湿热的证候，不能反映证候的本质矛盾，因此，临床辨证时一定要重视证候病机背后的原因，这个原因可能离疾病本质更近一步。同一证候可由多种病机所致，治病求本就是要找到证候背后的根源病机。如糖尿病肾病出现痰湿证时，需进一步审视引起痰湿证的病机因素，其因素为脾虚不能运化水谷，精微不能转化为气血反成痰湿，肾虚气化水液失用，水湿不能排出体外而生痰湿，气虚不能疏达脾土，脾土壅塞而生痰湿，三焦气机郁滞不能气化津液亦可化生痰湿，瘀血阻络，血不利而为水湿，痰湿证仅是上述病机发展的结果证候。证候可被认为是疾病病机进一步发展后表现于外的结果或表象，临床辨证时不能仅仅根据症状、体征所得的结果证候来分析具体疾病的证候特点，而需要进一步审视证候产生背后的机制。

三、 症状病机——认识疾病的表显病机

症状是疾病之表现征象，是显现于外的临床表现；症状病机是指临床症状产生的直接机制。不管何种疾病、证候，其相同症状的直接机制基本

相同，如水肿的症状病机为水湿停蓄，外溢体表肌肤，腹胀的症状病机为中焦气机郁滞不行等。症状是辨证的重要依据，辨证就是高层次的辨症，主症往往反映了疾病的核心病机。辨症治疗是对辨病、辨证的重要补充，尤其是当症状突出、病情急迫、而疾病诊断不明或短期内无法改变病理本质时，辨症治疗往往可较快解决疾病的突出矛盾，主症一平，病情危机即解，此属急则治标之治。不同疾病可以出现相同的临床症状，这些症状的产生具有共同的病机基础，因此对症治疗是临床施治的重要切入点。然而症状是在病、证的基础上产生的，结合辨病、辨证才能提高对症治疗的疗效。

中医的治疗手段并非仅有辨证论治，辨病论治不是现代医学的专利，病、证结合才能对疾病有全面、具体的把握。人体物质结构的病理改变必然会引起功能代谢的变化，因此疾病的证候发展、演变是有一定规律可循的，特别是现代医学对疾病的病理变化阐述可作为中医“形质”病变来研究，完全可以将其借鉴过来为我中医人所用。

第四章　审因、辨病、辨证、对症
——谈糖尿病肾病临证思维模式

糖尿病肾病由肾脏的微血管病变引起，是糖尿病常见的慢性并发症，也是导致终末期肾病和糖尿病患者死亡的主要原因之一。笔者结合自己的临床体会，以糖尿病肾病为例，谈谈如何将审因、辨病、辨证、对症紧密结合，从而在临床实践中取得最佳疗效。

一、审因治疗，先别三因

审病因就是审清引起疾病的原因，即《黄帝内经·素问·至真要大论》所说“必伏其所主，而先其所因”。审病因包含两层含义。一是审清糖尿病肾病的发病原因。糖尿病肾病是糖尿病长期不愈及肾的结果，糖尿病的病机是导致糖尿病肾病发展的关键因素，构成了糖尿病肾病不同于其他肾脏疾病的病因。与糖尿病病机相比，糖尿病肾病病机既有所延续又有不同于糖尿病病机的特殊性，因此审病因时必须注意到糖尿病阴虚燥热、气阴两伤、久则耗伤阴精的病机在糖尿病肾病发生时依然存在。二是审清导致糖尿病肾病加重的原因。使糖尿病肾病加重的因素有饮食、劳倦、情志、外感等。临床上遇到的糖尿病肾病引起慢性肾衰竭的患者，其血肌酐一直非常稳定，患者的症状也没有明显的变化，但是在检查时发现血肌酐值突然升高，在审因论治的时候，就会发现有的是因为患者加服了某些含有高蛋白的营养素，有的是因为利尿剂使用不当引发全身血容量不足，导致肾灌注减少而引起肾前性肾损伤，有的是因为不恰当地加用血管紧张素转化酶抑制剂、血管紧张素受体拮抗剂类降压药，有的是因为感染，特别是一些隐性感染如牙周炎等。将这些因素加以控制以后，患者的血肌酐往往能够很快下降。因此要准确应用审因论治，就需要对糖尿病肾病的每一个病理环节、使用的药物、药物搭配使用后可能产生的反应做到心中有数。这些内容无法全部从书本中学到，需要在长期实践中思考、总结和观察来获得。

审证因就是审清当前阶段反映疾病主要矛盾的病机，这是辨证论治的关键。糖尿病肾病患者易出现倦怠、畏寒怕冷、腰膝酸困、下肢水肿、尿中有泡沫、夜尿频数、大便干结等症状，每个症状都会提示一个病机，如乏力倦怠多由肺脾气虚、四肢失养引起，畏寒怕冷多由阳气亏虚、阴寒内生引起，腰膝酸困可由肾脏亏虚、腰府失养引起，下肢水肿可由气化失常、水湿泛溢引起，尿中泡沫由固摄失司、精气下陷引起，夜尿频数可由肾失固摄、开阖失用引起等。在以上诸多同时存在的症状中，一些症状并不能反映疾病的核心病机，只有“独处藏奸”的症状才是反映核心病机的症状。因此审证因的实质就是抓主症。这就需要审清各个症状所反映的病机之间的联系，找出能够反映阶段性病理本质的共性病机。这是解决本阶段主要矛盾的求本之法。若不审证而进行治疗，往往是隔靴搔痒，无碍也无效。

审症因是审清症状发生的原因。审证因和审症因相结合的过程，就是辨证和对症治疗相结合的过程。审证因要求审清主症，抓住疾病的核心病机，治病求本。但是当症状突出、病情急迫时，审症治疗往往可较快寻得疾病的突出矛盾，对症治疗可以消除使患者感到痛苦的症状。患者突出的或感到痛苦的症状和主症有时候重合，但大多数情况下并不一致。因此审症因就是指确定患者临床突出的或者痛苦症状的病机，这是应用中医对症治疗的关键，也是在处方中选用佐、使药的关键。值得注意的是，使患者感到痛苦的症状很容易确定，但引起痛苦症状的病机并非唯一的，需要结合核心病机进行分析后才能获得。例如糖尿病肾病患者出现乏力倦怠的症状，这往往是四肢失于气血充养而导致的。气血亏虚和湿瘀阻滞经络均可引起四肢失于气血充养，此时要辨别其核心病机是与气虚有关还是与湿阻有关，这样才能确定乏力症状是通过补气还是通过化湿通络来消除。又如水肿可因脾肾气虚不能气化津液或血脉瘀阻、血不利则化为水湿而致，治疗时需审清症因，对于气虚者大补元气，对于血瘀者加大活血力度，这样才能迅速解决水肿问题。再如蛋白尿可因脾肾气虚不能固摄所致，也可因湿热下注、冲关下泻所致，前者以补肾涩精为主，后者以清利湿热为主，审清症因才能更快地改善症状。

二、 辨病治疗， 补益肾精

目前糖尿病肾病的辨病治疗需要结合现代医学对糖尿病肾病病理机制的认识及微观辨证的方法来进行。糖尿病肾病的病理机制主要包含以下4种。一是肾脏血流动力学改变，主要是肾小球高灌注和高滤过而形成基底膜增厚、小球局灶硬化，引起内皮细胞的损伤并激活了蛋白激酶C和肾素-血管紧张素系统，从而引起血流动力学紊乱；二是糖代谢紊乱和氧化应激，主要是高血糖激活了多元醇通路、晚期糖基化终末产物通路、蛋白激酶C通路等，同时因为自由基而形成的氧化应激导致细胞凋亡、肾间质纤维化、肾小球硬化以及电荷屏障的减弱；三是脂质代谢紊乱，脂肪代谢异常导致过多的脂质沉积于器官，高血脂加重了肾小球动脉的硬化；四是代谢性炎症和细胞因子，慢性炎症类似传统的炎性反应机制以及细胞因子激发一系列的炎症信号通路，从而使患者的肾小管及其间质出现纤维化、细胞外基质增厚。目前糖尿病肾病中医病机学说受现代医学病理机制影响而形成以下几种常见的学说。一是毒损肾络说，主要是针对糖尿病肾病的糖代谢紊乱以及氧化应激、代谢性炎症、细胞因子等病理机制，认为内生毒邪进入了肾络，代表药有熟大黄、土茯苓等；二是脉络病变学说，主要是针对肾脏血液动力学的改变，把肾小球微血管比作肾之脉络，认为糖尿病肾病的病理核心是络息成疾，代表药有三七、水蛭等；三是微型癥瘕学说，该学说认为久病入络，细胞外基质在肾脏沉积形成微型癥瘕，继而损伤肾体使肾之封藏失司，代表药物有海藻、鳖甲等；四是血瘀阻络学说，除了基本的肝肾气阴两虚、阴虚及阳、气血阴阳俱虚外，血瘀始终贯穿于早、中、晚期，代表药物有丹参、当归等。

结合临证经验，笔者认为糖尿病肾病的核心病机是精损络痹，精损即肾精虚损。临床诊断糖尿病肾病的必备条件就是人体白蛋白漏出而形成蛋白尿，并逐渐发展至大量蛋白尿，尿中的蛋白质属于肾精的范畴，蛋白质丢失必然会引起肾精亏损。糖尿病肾病由糖尿病发展而来，糖尿病患者因为长期血糖高或血糖的波动，燥热伤阴，导致气阴两虚，长期气阴亏虚则透支人体阴精，而人体阴精又根藏于肾，故肾精亏虚较其他肾病更加明显。肾精是肾气、肾阴、肾阳化生的物质基础，肾精亏虚则肾气、肾阴、肾阳化生乏源，导致人体气化功能严重下降，水谷不能转化为气、血、津、液，反成痰、湿、浊、瘀，病邪留滞停蓄形成络痹。因此，在辨病治疗时必须有者求之，无者求之，审机论治，补益肾精应当贯穿糖尿病肾病治疗的始终。针对补肾精，笔者总结了填、固、通三法。

1. 填法

填法即填补肾精，就是峻补肾精。填补肾精要遵守《黄帝内经・素问・阴阳应象大论》提出的“形不足者，温之以气，精不足者，补之以味”之基本法则。补益肾精需要使用厚味滋腻沉重之品，药味宜取质静、填补、重沉、归下者，多用血肉有情之品，如熟地黄、鹿角胶、龟板胶、紫河车等，这亦是《难经》所说的“损其肾者，益其精”之意。

2. 固法

固法即固涩肾精。肾藏精而不泻，肾精亏损，固藏必定失常，医者需知补肾精贵在积，如只补不固乃是空补，纯补肾不加固涩，则肾精不易恢复。张景岳曾云“精脱于下者，宜固其肾……当固不固，则沧海亦竭”，叶天士亦曰“非涩无以固精”。固涩肾精的代表药有山药、山萸肉、金樱子、炒芡实、桑螵蛸、覆盆子等。

3. 通法

通法即通补肾精。肾精来源于父母之精和后天水谷之精，一方面五脏精满而溢于肾，另一方面肾精充盈反过来会充养五脏。糖尿病肾病会导致人体气化功能严重下降，水谷不能转化为气、血、津、液，反成痰、湿、浊、瘀、毒留滞肾络、三焦，使得肾精填充、疏布五脏的通道受阻，峻补肾精之法难施。故在补肾填精同时必须佐以祛邪通利之品，使血脉、水道通调而气血及阴精易充，此即为通补之理。在诸多邪气中最常见的就是湿邪和瘀血，然化瘀利湿治疗当遵循化不可代的原则，厘清扶正、祛邪的关系，即祛邪服从于扶正。在选用利湿化瘀药时多选用祛邪而不伤正的药物，如水蛭、三七、地龙、蚕砂、土茯苓、鹿衔草等。

三、 辨证治疗， 以肾立极

目前对于糖尿病肾病的辨证多沿用方证模式，所谓的方证模式就是通过症状（包括主症、次症）辨出证，然后进行治疗。但是症状和疾病严重程度却不是单一的对应关系。症状和疾病的关系有以下 4 种。第 1 种是症去病愈，如感冒时流涕、发热、咳嗽等症状好转以后病也就好了，这种情况往往见于病情较轻的疾病；第 2 种是症去病伏，如急性肾盂肾炎用中药或抗生素治疗 1 周以后尿频、尿急、发热等临床症状往往消失，但是如果此时停止治疗，之后疾病依然会复发，因此治疗至少需要 14 天；第 3 种是症减病进，如胃癌引起的胃痛，经中药对症治疗后胃痛可能缓解，胃癌却没有减轻，甚至继续发展；第 4 种是无症可辨或者症状反馈延迟，如糖耐量降低患者往往临床无症状可辨，马兜铃酸肾病患者在早期也无任何症状，患者一旦出现临床症状，说明肾功能损伤已经很严重了，这种情况使得临床的辨证受到制约，也使临床疗效受到制约。越复杂的疾病（比如多种合并症的疾病），辨证关系不对应性的缺点就越明显。如糖尿病肾病的症状非常多，合并症或兼夹症状也非常多，归纳证时非常容易出偏差，即诱导偏差，这种情况会导致辨证不全面。

为了避免上述可能诱导的辨证偏差，笔者采用以肾立极的五脏阴阳辨证法。立极就是找到分析事物发展规律的立足点。许慎《说文解字》谓：

"极，栋也。""极"即建房子的柱子、栋梁，是事物运转的中心点。以肾立极就是在五脏之中以肾脏作为辨证论治的核心脏腑。如肺为水之上源，为金，肾为水之下源，为水，气水本是一家，正如《叶天士医案》所云"金水同出一源"，《医学读书记》也提出"不特金能生水，而水亦生金"，水能制火，火不刑金，而后金水自生。肺肾关系还体现在主呼吸和纳气归根的关系。肝肾关系更为密切，水能生木，张景岳提出"乙癸同源""肾为肝之化源"之论，肝需要肾的滋养，肾中水火直接关系到肝木体阴用阳。肾与脾的关系体现为先天和后天相互维持滋养，肾中之火生脾土，肾中之水润脾阴，正如程杏轩《医述》所云："脾胃能化物与否，实由于水火二气，非脾胃之能也。"心与肾的关系主要表现为心肾相交。《冯氏锦囊秘录》云："火性炎上，故宜使之下，水性就下，故宜使之上。"心火下降、肾水上升共同完成水火交济。明代医家周之千曾云："欲补心者，须实肾，使肾得升，欲补肾者，须宁心，使心得降。"糖尿病患者出现肾脏并发症，说明肾脏已经出现病变，肾病则五脏均受其影响。如常见的肾不纳气，可导致肺气亏虚而使患者出现气短、乏力症状；肾水亏虚导致肝木失养，患者可出现头晕、目涩症状；肾阳亏虚不能温煦脾土，患者可出现纳差、畏食生冷症状；肾水亏虚导致心火上炎，患者可出现失眠、心烦等症状。以上这些病变都可以通过调理肾脏来间接达到调整其他脏腑阴阳失衡的目的。通过以肾立极的辨证法来调节除肾以外其他脏腑的阴阳平衡，会更加精准且好把握。

总之，不仅是在治疗糖尿病肾病时，在治疗其他肾脏病时也可举一反三，灵活使用审因、辨病、辨证、对症这 4 种思维模式。在审因时强调必须审明病因、证因、症因 3 个层面的主次关系，在辨病时强调补益肾精，在辨证时采用以肾立极的五脏阴阳辨证法。这看起来有些复杂，但是经过训练，往往可以迅速确定处方的君、臣、佐、使之度，并且效如桴鼓。

中篇

临证体会

第五章　糖尿病肾病的核心病机——精损络痹

核心病机是对疾病发生、发展、变化全过程规律与特点的病理性概括，是不同于其他疾病的特异性病机，决定了疾病的发展方向。目前有关糖尿病肾病的核心病机有脾失健运说、三焦失用说、微型癥瘕说、毒损肾络说、血瘀说等。按这些病机指导临床治疗，有时疗效仍不满意，因此以上关于糖尿病肾病的核心病机问题仍有待商榷。通过长期临证观察，结合前人的研究，笔者认为糖尿病肾病的核心病机为精损络痹，并以填精通络法治疗糖尿病肾病，进一步提高了临床疗效。

一、核心病机之精损——五脏病变以肾为核心，肾虚以精损为要

糖尿病肾病的病变可涉及脾肾等多个脏腑，五脏病变不只责于肾，但尤以肾脏病变为核心。糖尿病肾病是如何影响其他脏腑的呢？我们还要先从肾脏与其他脏腑的生理联系说起。肺肾本是一源，肺为水之上源，为金，肾为水之下源，为水，《叶天士医案》提出“金水同出一源”，《医学读书记》提出“不特金能生水，而水亦生金”。肝与肾的关系更为密切，肾水生养肝木，张景岳提出“肾为肝之化源”之论，肝需要肾的滋养，肾中水火直接关系到肝脏的体用。肾与脾的关系体现为先后天相互滋养，肾中之火生脾土，肾中之水润脾阴，肾直接影响脾胃的运化功能，正如程杏轩《医述》云：“脾胃能化物与否，实由于水火二气，非脾胃之能也。”心与肾的重要关系为心肾相交，人体阴阳平衡有赖于心肾水火相交。糖尿病肾病可以影响多个脏腑。如肾不纳气，水不生金，导致肺之气阴亏虚，患

者可出现口干、气短、乏力等症状；肾水亏虚，肝木失养，肝气亏虚，患者可出现头晕、目涩、心烦易急躁等症状；肾阳亏虚不能温煦脾土，患者可出现纳差、乏力、畏食生冷等症状；肾水亏虚导致心火上炎，患者可出现失眠、多梦、眠浅易醒等症状。故糖尿病肾病的发生不应只责于肾，但又以肾为核心。

首先简述一下肾精、肾气、肾阴、肾阳的关系。从历史源流来说，肾气一词最早见于《黄帝内经》，而肾阴、肾阳的概念直到明代方明确，张景岳提出肾阴、肾阳的概念并将其系统化。肾精与肾气是体用的关系，肾精是肾气化生的物质基础，肾气是肾精的功能体现。肾气根据阴阳属性分为肾阴、肾阳，肾阴和肾阳多用于表述肾的病理状态。肾用失常，当阴阳处于弱平衡状态时多称为肾气虚，此时患者无明显寒热倾向；而当阴阳失衡时，则多称为肾阴虚或肾阳虚，此时患者常出现寒热不调症状。糖尿病患者在无肾病并发症阶段，气阴两虚是最常见的基本证候，糖尿病肾病是在此病机基础之上发展而来，长期的气阴亏虚则必然透支人体阴精，而人体阴精又根藏于肾，故糖尿病肾病患者肾精亏损的症状较其他慢性肾脏病患者更加明显。到了临床蛋白尿阶段，属人体阴精范畴的蛋白尿大量漏出，这更加重了肾精的亏虚。肾精是肾气化生的物质基础，肾精亏损则肾气、肾阴、肾阳化生乏源，肾脏气化代谢功能严重下降，进而引起病邪的产生和停蓄。

二、核心病机之络痹——邪实以湿瘀浊为主，因虚而滞，痹阻肾络

痹者，闭也。广义的痹泛指病邪痹阻经络、脏腑，导致气血运行失常、脏气不宣的一类病证。痹阻部位深浅不一，或为体表的经脉气血痹阻，或为体内的脏腑络脉痹阻。络痹病机是结合现代中医学的络病学说而提出的。相对于表浅的经、腑、气分，络归属于内里的脏、血络，反映的是久病不解、内伏于里的证机。糖尿病患者在未出现肾病并发症阶段，所

生湿瘀邪气多位于经、腑、气分，患者出现身困、苔腻、口干多饮、易饥喜凉、皮肤瘙痒等症状。而到了糖尿病肾病期，脾肾气化津液功能失常，导致湿邪更容易内生，新旧湿邪叠加不解，使湿邪更盛而化生痰浊。肾脏精气亏虚无力充盈血脉，导致气血流行不畅，血络瘀阻，加之湿邪阻滞肾络，影响气血运行，加重了血络瘀滞。湿瘀邪气久蓄不解，入脏、入血络，邪痹肾络，最终导致络脉痹阻。肾络痹阻有因病邪过盛阻络者，也有因脏虚不能推动络脉气血运行而痹阻者，后者在糖尿病肾病的致病因素中所占比例更大。到了糖尿病肾病后期，肾精更虚，而痰湿、瘀血更易留滞不去，痰瘀、癥积直接痹阻肾络，最终导致肾脏部分功能丧失。

三、 精损与络痹的辩证关系——因虚致实

在糖尿病肾病的发生、发展过程中，精损与络痹是互为因果、相互影响的。在糖尿病肾病早期，患者精损程度较轻，临床表现为肾气、肾阴、肾阳的单方面亏虚。在糖尿病肾病早期，脏腑气机紊乱和气化不及、湿瘀邪痹的病机矛盾较为突出，故早期治疗时需重视通调脏腑气机、化湿通络除痹，以有效恢复肾脏气化功能。到了中后期，肾精日耗，湿瘀痹阻导致肾络不畅，气血亦无法滋养肾精，同时随着人体阴精——尿蛋白的长期漏出，肾精亏损的病机更加突显，肾之气化失用，水液代谢更加紊乱，湿瘀等邪气胶结肾络而更难清除。此时的治疗当重在治病求本，必须在填补肾精的基础上结合祛邪和通络除痹，而不可一味地祛邪。湿瘀等邪气痹阻肾络是糖尿病肾病精损的继发病机，在中后期特别是慢性阶段尤为突出，具有因虚致实的病机特点。

四、 填精通络法的方药选择

根据糖尿病肾病的核心病机，笔者确立了该病的核心治法，即填精通络法。填精即填补肾精，通络即祛邪通络。糖尿病肾病前期应重视祛邪通络，而在中后期应重视填补肾精。

1. 填精方药选择

《黄帝内经·素问·阴阳应象大论》云："形不足者，温之以气，精不足者，补之以味。"填精药宜取质静、填补、重沉、归下之品，代表药物就是熟地黄。熟地黄漆黑色而入肾，质沉柔腻，性味甘甜。张景岳谓熟地黄能够大补血衰，滋培肾水，填骨髓益真阴，专补肾中元气，能补五脏真阴。在使用熟地黄填补肾精的时候，剂量是取效的关键。经过多年临床实践，笔者认为熟地黄应从 30 g 用起，必要时再逐渐加量到 90 ~ 120 g，此时用大剂厚腻之品加用补骨脂、肉桂等以少火生肾气。其他药物如鹿角胶、龟板胶、紫河车、巴戟天、菟丝子、覆盆子、枸杞子、沙苑子等均有补肾填精、助肾气化的功能。在填补肾精的同时应配合使用固涩肾精的药物，以达到事半功倍的目的。肾藏精而不泻，肾精亏损，肾固藏功能必定失常。补肾精贵在积精，补而固涩更有利于肾精固充。以涩为补可以有效提高填精效果。凡肾虚之证，治疗时均当兼用固肾涩精之品，固肾涩精之品除山药、山萸肉外，还有金樱子、炒芡实、桑螵蛸、覆盆子等。

2. 通络除痹药物选择

针对糖尿病肾病的痹阻病机，最重要的就是通过消除湿邪和瘀血的方式来通络除痹。通络除痹法分为消通和补通 2 种。

（1）消通法药物选择。

消通法就是以祛邪之法，如化湿、降浊、祛瘀、通络等为主来通络，该方法主要用于疾病早期阶段。糖尿病肾病早期湿邪多弥漫三焦，主要特点是舌苔满布，此时应以开泄三焦法治之，可用三仁汤。随着病情进展，肾虚所生湿邪逐渐加重且居于下焦，新旧湿邪叠于下焦更甚，患者舌苔中根部厚腻更为显著，治疗当以辛燥、淡渗、利尿，以半夏、陈皮、猪苓、车前子为常用之药。糖尿病肾病发展到后期，正愈虚而邪愈盛，需选用祛邪而不伤正的药物，若药物有补益之效更佳。应用消通法时可选用的药物有生薏苡仁、蚕砂、萆薢、土茯苓等。生薏苡仁甘、淡，凉，《本草新编》

云其“消肿胀，利小便，开胃气……最善利水，又不损耗真阴之气。凡湿感在下身者，最宜用之”。生薏苡仁临床可用至 30～60 g。蚕砂性平和缓，能养经脉，化癖养血，和胃化浊，活血通络，祛邪而不伤正，合并恶心、纳差、皮肤瘙痒者用此药效佳。萆薢苦、平，可利湿降浊，祛风通络，补肾缩尿，不仅可以利湿降浊，同时可以补肾强筋骨，对于合并腰酸痛、尿频的患者尤为合适。

糖尿病肾病各阶段均存在不同程度的血络瘀痹，因此活血通络药物要贯穿始终。临床使用活血通络药物时以既能活血通络又不伤正为原则，选用的活血通络药可分为两大类，一是和血活血药，二是虫类药。和血活血药有丹参、川牛膝、怀牛膝、当归、鸡血藤、三七等，此类药物在活血的同时兼有养血和血的作用。虫类药有水蛭、土鳖虫、全蝎等，此类药物味多咸而软坚散结，性多善行而通络祛风，可以有效针对肾络痹阻病机进行治疗。

（2）补通法药物选择。

补通法是通过加大补虚扶正力度，使正气恢复以祛邪的方法，此法包括补肾法、健脾法、温阳法等，补通法的使用在疾病中后期尤为重要。补肾法中最重要的治法是大补元气法。大补元气法所用药物以生黄芪为代表。生黄芪味甘性温，补中有通，能够固摄精气、除痹通络，在糖尿病肾病治疗过程中最为常用，其他健脾补肾药亦可用于补虚通络治疗中。

精损络痹是糖尿病肾病的核心病机。精损与络痹互为因果，相互影响。在使用通络除痹法时要重视消通和补通之法的选择。糖尿病肾病的中后期尤应重视填精之法，以此为基石，扶正以祛邪，祛邪不伤正。

第六章　高尿酸血症肾病的病因及治疗

近年来由于生活方式的改变，高尿酸血症患者越来越多，代谢性疾病由原来的“三高”（高血压、高血糖和高血脂）已经升级为“四高”（高血压、高血糖、高血脂和高尿酸）。高尿酸血症所导致的肾损伤称为高尿酸血症肾病，近年来高尿酸血症肾病的发病率越来越高。高尿酸血症肾病患者早期表现为间歇性蛋白尿，晚期表现为水肿、高血压，同时血肌酐、尿素氮升高。即使患者血尿酸水平得到控制，其肾脏损伤亦不能完全恢复。中医治疗高尿酸血症肾病具有明显优势。高尿酸血症肾病患者时常伴有痛风性关节炎的急性发作，其下肢红、肿、热、痛的临床表现极似湿热痹证，然而只用治疗湿热痹证的思路去治疗高尿酸血症肾病，其疗效会不尽如人意。那么高尿酸血症肾病与其他慢性肾脏病相比有何特殊之处呢？

先介绍一则笔者诊治的病例。张某，50 余岁，2013 年春节后初次就诊。患者有 10 余年痛风病史，2011 年 7 月发现血肌酐轻度升高，尿蛋白阳性，尿潜血阴性，曾被北京某著名三甲医院诊断为高尿酸血症肾病。2012 年 9 月 5 日检查结果示血肌酐为 150 μmol/L（正常值为 44 ~ 132 μmol/L），尿酸高达 745 μmol/L，尿蛋白阳性，尿潜血阳性。患者初次就诊时刚好赶上痛风关节炎发作，诊见右足趾红肿疼痛，心烦易怒，乏力不明显，纳眠正常，大小便正常，舌质暗红，苔黄腻，脉沉细弦。痛风急性期的治疗以泄浊解毒、清利湿热、通络止痛为主，佐以健脾补肾，选用土茯苓、萆薢、威灵仙、蚕砂、忍冬藤、桑寄生、生薏苡仁等药物，其中土茯苓、生薏苡仁用量为 60 g 以上。疼痛缓解后当立即加大健脾补肾力度，但泄浊解毒通络治疗贯穿全程，重用熟地黄，加上大剂量的土茯苓、萆薢、蚕砂、生薏苡仁等药物。持续治疗 6 个月后，该患者的血肌酐降到 120. 6 μmol/L（正常值为 44 ~ 132 μmol/L），血尿酸也降到457. 2 umol/L，尿蛋白也转阴了，直到现在这个患者每年还会断断续续地服用近 3 个月的中药，患者血肌酐一直稳定在正常范围。一般情况下，大家都会认为高尿酸血症肾病的病机是脾肾亏虚兼夹瘀血、湿浊，但临床使用补益脾肾、化湿降浊、活血方法治疗后，患者的血肌酐值很难下降。

高尿酸血症肾病患者在急性发作期出现下肢关节红、肿、热、痛，舌质红而苔黄腻等临床表现，这些临床表现与湿热下注、痹阻经络所致的湿热痹的病机相符。那么高尿酸血症肾病的治疗是不是与湿热痹的治疗相同呢？实际上高尿酸血症肾病与湿热痹虽同属湿热痹阻证候，但二者的临床发展、转归却明显不同，最主要的原因即是证候背后的疾病病机的差异。湿热痹多由于素体内热感受外邪，导致湿热痹阻经络，络脉挛急而病，湿热是发病的主要病因。但是对于高尿酸血症肾病来说，湿热虽然也是高尿酸血症肾病的病因，但不是最主要的致病因素。浊邪内蕴，郁而为热为毒，客于肾络，这才是高尿酸血症肾病区别于湿热痹证的主要病机特点。笔者将治疗高尿酸血症肾病的基本治则总结为祛除浊瘀热毒，下面予以详述，以供同道参考。

一、 浊瘀热毒是导致高尿酸血症肾病的根本原因

高尿酸血症肾病是在高尿酸血症的基础上发展而来的，其疾病病机必然以此为基础延续而来，这也是本病区别于其他慢性肾脏病的关键点。长期饮食偏嗜是浊瘀热毒产生的根源。高尿酸血症肾病患者多过食肥甘厚味、煎炒炙煿、生猛海鲜、醇醴酒浆、辛辣冷凉食物，导致浊毒自口而入，蓄积体内，超出脾胃的运化能力并伤及脾胃，浊毒流阻下焦，导致脾不升清，肾不降浊，清浊相干，浊瘀痹阻。浊瘀久羁不解，易化生热毒。浊邪、瘀血和热毒郁聚肾络，精气气化及固藏功能失用，则精气下泻而出

现肾脏损伤。高尿酸血症肾病形成的痛风结石是浊瘀热毒高度集中之处，由浊瘀热毒凝聚而成。浊瘀热毒是脾肾功能失调的病理产物，易耗伤正气。浊瘀热毒及其病理性代谢产物随机体正气的升降变化，随血液循环布散于正虚邪实之所，多在第一跖趾关节、膝关节、手指关节、耳廓及肾脏等部位形成痛风结石病灶，产生一系列病理变化，致使肾的功能失常，从而导致高尿酸血症肾病。在高尿酸血症肾病的整个病程中，浊瘀热毒作为始动病因贯穿全程。

二、 祛除浊瘀热毒是治疗高尿酸血症肾病的基本原则

治疗高尿酸血症肾病时以驱逐浊瘀热毒为第一要义，以肾脏元真畅通为衡量治疗效果的标准。治疗高尿酸血症肾病时要坚持调理五脏、疏利三焦、升清降浊、疏通经脉、畅达气血。分阶段祛除浊瘀热毒时，一定要给邪以出路，保持大肠、小肠、膀胱下三路通畅，使邪无所藏。

所谓分阶段祛除浊瘀热毒，指分早期及晚期 2 个阶段。早期应基于邪去正自安的思路治疗。此时邪实较盛，正气尚耐攻伐，可加大清利湿热降浊、活血化瘀通络力度。这一时期祛邪，治疗以通为补，反可改善脾肾运化、气化功能。晚期应基于扶正助祛邪的思路治疗。此时脾肾自身功能已经明显衰退，患者出现倦怠乏力、腰酸体困、纳差等症状，湿热浊瘀等邪气更难气化排泄，导致邪实更盛，这个时候即使加大祛邪力度，效果仍不佳，甚至越祛邪而邪越盛。这是因为此时浊瘀热毒不仅停留在气分，亦深入血络，患者出现舌质深红或绛、口干或渴等邪伏藏于血分的症状。血分浊瘀热毒单用祛邪法很难清除，这些毒邪沉于关节而使关节肿大变形，积于肾络化为结石而成邪之巢穴，每遇外邪引动或劳累体虚则引邪发病而使病情出现反复。此时应加大扶正力度，正气复则邪易去，此即以补为通。

三、 治疗高尿酸血症肾病的用药思路

治疗高尿酸血症肾病，应自始至终均强调解决浊邪的问题。浊邪具有

黏滞、重浊、稠厚的特点，贯穿整个病程，具有湿邪的形质，但又不同于湿邪，故分清泄浊的治疗当贯彻始终。高尿酸血症肾病所生浊邪性阴、质重浊，可壅塞清窍，阻塞气机，人体下焦肾与下肢关节首易受害，这也是痛风关节炎发病以足踝、足趾关节为主的原因。临床多以萆薢分清饮为基本方加减治疗高尿酸血症肾病。到了后期，高尿酸血症肾病患者多伴小便频数浑浊、夜尿频多，此时以萆薢分清饮加减治疗颇为合适。萆薢分清饮中的萆薢为君药。萆薢味淡性温，可化湿降浊，尤善化下焦湿浊，同时又能补虚固精，敛精涩气，祛风通络。张锡纯《医学衷中参西录》云萆薢"味淡而温，故能直趋膀胱温补下焦气化，治小儿夜睡遗尿，或大人小便频数……兼能涩精秘气"。

此外，在诸多化浊药物中，笔者喜欢用既能化浊邪又能通络，同时现代药理研究表明其具有免疫抑制、抗炎镇痛等功效，且在治疗肾病方面有明显疗效又能降低血尿酸水平的中药——土茯苓。土茯苓味甘淡、性平，可化湿降浊，解毒，通利关节。《本草纲目》谓土茯苓"强筋骨……利关节"，但需注意土茯苓需大剂量使用才能起到更佳的效果，一般用量为60 g，同时还要联用具有升清与降浊双重功效的药物如僵蚕。僵蚕味辛咸、性温，辛能化湿降浊，咸能软坚散结。此外在祛除浊邪方面笔者还多选用既能和胃又能化浊的蚕砂。蚕砂性平和缓，能养经补血，健脾和胃，化癖泄浊，活血通络逐痹，历代医家用之治疗肢节不遂，腰膝冷痛，冷血瘀血。王士雄在《霍乱论》中谓蚕砂"既引浊下趋，又能化浊使之归清"。该药能升能降，温而不燥，泻中有补，祛邪不伤正。在解决高尿酸血症肾病浊邪问题时笔者都会结合病情辨证选用上述方药。

对于浊邪合并瘀热毒邪者，笔者多合用四妙丸。四妙丸中的黄柏、苍术除下焦湿热，生薏苡仁清利湿热，除痹止痛，牛膝活血通经，利尿通淋降浊，引药下行。对于湿热入血分者，治疗时要加用走血分、凉血解毒、透解血分湿热之品，临床常用生地黄、丹皮、石见穿、鬼箭羽等。对于结节肿大者，当加用白芥子、水蛭、僵蚕、全蝎等以入络搜风，软坚散结。

痛风急性发作期和缓解期的治疗法则明显不同。急性发作期毒热浊瘀突出，络脉火郁热闭明显，治疗当选用祛经络毒邪之药，如忍冬藤、络石藤、败酱草、白花蛇舌草等。缓解期患者脾肾虚亏，体内浊瘀留滞，更易伤气损精，治疗当选用山药、茯苓、党参健脾以助运化，用牛膝、川断、山药等甘平之品以补肾复气化。在治疗时审慎使用辛热温燥之仙灵脾、仙茅、肉桂、附子等，以防辛燥伤阴竭液。

总之，治疗高尿酸血症时应通过分利降浊、清热解毒、凉血通络止痛、补肾助气化之法以祛除浊瘀热毒，从而达到使邪去正安的治疗目的。

第七章　多囊肾的“治其所以然”与“治其然”

多囊肾是一种常见的单基因常染色体遗传病，主要表现为双侧肾脏出现大小不一的囊肿，囊肿进行性增大，最终破坏肾脏结构和功能，导致终末期肾病。多囊肾的发病多呈现家族性聚集。在早、中期，多囊肾患者几乎无特异性临床不适，故在早、中期该病容易被忽视。目前对于多囊肾现代医学尚无特效药物，只能对症处理，病情严重时只能透析治疗。那么采用中医治疗方法治疗本病是否有效呢？

在回答这个问题以前让我们先看看 3 个研究结果。一是长期肾衰竭患者肾囊肿的发生率增加，研究表明在肾衰竭透析治疗 10 年以上的患者中，90% 的患者并发肾囊肿，而这些患者并无多囊肾家族病史；二是目前认为仅有引起多囊肾发生、发展的 PKD1、PKD2 基因突变并不足以引起多囊肾的发生，只有在毒素、感染等环境因素的二次打击下，部分肾小管细胞发生体细胞突变并引起肾脏纤毛功能障碍时才会出现多囊肾；三是来自同一个家族的多囊肾患者中多囊肾发展的速度和轻重不同。由此我们可以推测，家族遗传固然是多囊肾的内在原因，但其是否发病及病情严重程度与肾功能等外因是密切相关的，而中医药有时恰恰在于恢复包括肾脏在内的各脏器的功能。基于这样的推测，笔者开启了临床治疗多囊肾的探寻之路，下面分享一下笔者的体会。

一、“治其所以然”——针对多囊肾的病因进行治疗

“治其所以然”出自《黄帝内经》，《黄帝内经·素问·异法方宜论》云：“故圣人杂合以治，各得其所宜。故治所以异而病皆愈者，得病之情，知治之大体也。”“治其所以然”就是针对发病原因进行治疗。多囊肾的发病原因为何？中医学认为遗传性疾病的产生主要归咎于先天禀赋的不足，先天禀赋与脾肾功能关系最为密切。肾囊肿亦归属于中医癥积范畴。癥积虽然与痰、湿、瘀、浊相互胶结有关，但多囊肾的形成又具有其特殊性，描述其病机的最佳词汇即是《诸病源候论》中的癖饮。癖饮是水饮之邪留结于一角，固定不移，进一步影响水液代谢，加重水湿留聚。综上所述，多囊肾的病机是先天禀赋不足，脾肾亏虚，水液代谢失常，水饮内结于肾络形成癖饮，水饮久聚不解留而生痰，痰湿阻滞肾络气血运行而生瘀血，痰瘀胶结化生癥瘕。同时，病邪影响脾肾气化，进一步加重了脾肾亏虚。疾病后期癥瘕逐渐增大，阻碍气机运行，影响脾肾气化，湿邪、瘀血久蕴不解而化生浊邪。

为什么肾囊肿患者在年轻时无症状或症状很轻，而随着患者年龄增长，症状逐渐显现或加重？笔者认为这是因为患者身体内部出现了问题，痰湿、瘀血留聚为癖饮。若医者仅治囊肿，而不“治其所以然”，即不针对导致囊肿的原因进行治疗，那么治疗效果就不好。我们要调整其脏器功能，使其正常，这就叫治其所以成囊肿。当患者身体脏器功能正常了，机体就会正常代谢水液，水饮内结于肾络形成癖饮自然也能减轻。下面用临床病例佐证笔者的观点。

某男，43 岁，江西南昌人。2015 年 6 月初诊。患者 1 个月前体检发现血肌酐升高，2015 年 5 月 27 日被北京某医院诊断为多发性肾囊肿、慢性肾功能不全，查血肌酐升高至 137.0 μmol/L（正常值为 45 ~ 104 μmol/L），肌酐清除率已经下降到 55.86 ml/min，尿蛋白 1 +，肾脏彩超示双肾多发囊肿，囊肿左侧大者直径 1.7 cm，右侧大者直径 2.9 cm。该患者平素容易

疲劳，偶有腰酸，余无特殊不适，来就诊时舌胖大、质红，苔白腻且舌根甚，脉沉细。根据该患者的证候特点及所处阶段，笔者予生黄芪、熟地黄、山药、山萸肉、牛膝、生白术、茯苓、桃仁、桂枝、丹皮、龙骨、牡蛎、鳖甲、三棱等药物治疗，经过2次调方治疗40余天后复查，患者血肌酐下降到90.3 μmol/L，尿蛋白转阴，肾脏彩超示双肾囊肿也有所缩小(右侧大者2.4 cm×2.6 cm，左侧大者1.3 cm×1.2 cm，前后为同一个医院的同一个医生所查)。该多囊肾患者就诊时候病情已经发展到后期，血肌酐已经轻度升高，但经中药治疗1个多月后患者血肌酐下降至正常范围，尿蛋白消失，2个多月后肾功能恢复正常，肾囊肿有所缩小。笔者开具的处方其实就是以济生肾气丸打底，内含桂枝茯苓丸的方义，并加用龙骨、牡蛎、鳖甲等软坚散结之药。随着该患者血肌酐恢复正常，其双侧肾囊肿明显缩小，提示肾脏代谢功能失常是肾囊肿增大的一个原因，通过中药恢复肾脏正常代谢功能就是“治其所以然”。若只用活血燥湿散结之药实际上是“治其然”，可以有效，但效微而不自知。

王某，男，42岁，河北邢台人。2018年1月初诊。该患者有15年高血压病史，2016年在医院行检查时发现血肌酐为132 umol/L（正常值为40～106 μmol/L)，未予重视和治疗。2017年8月血肌酐升至202 μmol/L（正常值40～106 μmol/L)，住院治疗后行超声检查发现右肾上极可见4.4 cm×2.6 cm极低回声结节，左肾见0.7 cm×0.5 cm囊肿。CT检查结果同超声一致，并可见腹膜后腹主动脉旁多发淋巴结节。因不排除肿瘤，建议行增强CT检查。但因患者血肌酐升高，故未进行增强CT检查，也未进行手术治疗。患者压力很大，通过朋友介绍来笔者处就诊。就诊时超声检查再一次证实右肾上极有极低回声结节，大小与上次同。于是笔者开具中药处方：生黄芪、水蛭、鳖甲、熟地黄、山药、山萸肉、法半夏、炒白术、天麻、杜仲、桑寄生、川牛膝、桂枝、茯苓。该处方正是针对阴虚风动、络虚痹阻而致囊肿开具的。患者服药30天后，复查超声右肾上极极低回声结节竟然消失。为确保超声检查结果准确，患者再次复查，结果证实确实未见右肾上极极低回声结节。2018 年 4 月患者又一次行 CT 及超声检查，结果显示右肾上极极低回声结节消失。2018 年 10 月查血肌酐也降到 156 μmol/L（正常值为 53 ~ 123 μmol/L）。

从治疗结果推测该患者右肾上极极低回声结节应该不是一个恶性肿瘤，但可以肯定的是极低回声结节是肾脏功能异常、局部代谢产生问题后出现的，当以补益肾脏的中药为主进行治疗，即“治其所以然”后，这一极低回声结节奇迹般消失。当然个案不能囊括全部，也就是说临床治疗时不一定用笔者所开的补肾药，但是临床治疗肾囊肿时应“治其所以然”，即补益肾脏立法的思想必须存在，这和治病求本、审因论治有异曲同工之妙。

二、“治其然”——多囊肾的分期辨治

前面讲了多囊肾“治其所以然”的原则，“治其所以然”是贯穿治疗过程始终的，但是“治其然”依然是治疗该病的双翼之一。“治其然”就是针对已经留聚形成的痰湿、瘀血直接祛除。这些祛邪药物使用轻重的选择主要与多囊肾的分期相关。多囊肾的分期没有明确界限，可根据病程长短和具体病情大致来分期，这需要临床医生进行综合分析。这里就笔者个人辨病期论治多囊肾的临床体会进行介绍。

1. 疾病早期为有形实邪渐盛，正气尚耐攻伐

早期相当于肾囊肿的发生期，来源于肾小管上皮细胞的囊泡不断被原尿充溢，原尿不断产生而促使囊液不断积聚，囊腔持续扩大。该病早期一般无症状，行超声检查时可见到直径小于 1 cm 的囊肿。水饮留于肾络，失于气化而独处藏邪，水饮聚而不散且逐渐增大，饮凝成痰藏于窠巢之穴，癖结于胁下肾络，血脉不畅而进一步导致瘀血内生，形成饮瘀互结的微型积聚。发病早期，正气未衰而邪气未盛，癖饮内停，瘀血阻络为主要病机矛盾，故治疗当以化饮利湿、活血通络散结为主，佐以健脾补肾之品。临

床上可以桂枝茯苓丸为打底方。针对多囊肾所具有的痰、饮、瘀、虚并存的病机特点，选方桂枝茯苓丸，该方出自《金匮要略》，《金匮要略·妇人妊娠病脉证并治》云："妇人宿有癥病，经断未及三月，而得漏下不止……所以血不止者，其癥不去故也，当下其癥，桂枝茯苓丸主之。"方中茯苓甘淡，桂枝辛温，二药合用可温阳化气，化饮利水消痰，桃仁、赤芍、丹皮逐瘀消癥。随证加减时，可加车前子、杜仲、怀牛膝、制鳖甲、三棱、土鳖虫、炮山甲、皂角刺、白芥子、生牡蛎等。其中杜仲、怀牛膝补肾气助膀胱气化，舌质淡者可加用巴戟天温补脾肾阳气，气化水饮；车前子甘咸微寒，《本草新编》认为其"功专利水，通尿管最神……利水而不耗气"，膀胱邪水不去则多生湿热，车前子利水化饮可清泻下焦湿热，利水不耗气反可补益肾精；威灵仙化饮利水，《雷公炮制药性解》载其可"去腹内冷滞，心胸痰水，久积癥癖，膀胱恶水"，可见威灵仙既可通络化饮，又可消癖结、化积聚；三棱苦平，破血散结，主老癖癥瘕结块；土鳖虫咸寒，主心腹血积、癥瘕血闭诸证。现代药理研究显示三棱、土鳖虫均可抑制囊肿上皮细胞的增殖，从而延缓多囊肾病的发生与发展。由于软坚散结、化痰利饮之品多辛窜刺激，故使用时需时刻兼顾患者脾胃耐受程度，防止攻伐太过戕害脾胃。

2. 疾病中期为邪实已成，气机受阻，治当攻补并重

疾病中期为囊肿进一步增大期。一般在 30～40 岁时，患者囊肿的生长速度明显加快，此时结合超声检查可明确诊断囊肿。疾病中期囊肿多发且逐渐增大，但此时患者肾功能尚正常，肾素－血管紧张素－醛固酮系统活性增高，患者血压升高，可出现头晕、头痛、乏力等症状。中医学认为这一时期患者体内痰癖、瘀血互结，积聚进一步增大，有形实邪阻滞经络并影响气血运行，患者脾肾气化功能减退，出现腰酸、腰痛、乏力倦怠等症状，痰饮难消则双下肢可出现水肿，影响气机升降可出现气机郁滞，血脉瘀滞进一步加重。此期血瘀加重，水饮停聚经久不消，患者脾肾亏虚，可

出现明显症状。在正气尚耐攻伐时加大活血化瘀、化饮利水力度，以活血化瘀为主，佐以健脾补肾之法，以提高祛邪疗效。利水化饮药物可选蝼蛄、蟋蟀，此二味为路志正老中医经验用药。蝼蛄味咸性寒，入膀胱经，可利水软坚。《本草纲目》谓："通石淋，治瘰疬、骨鲠。"《本草新编》谓："通身用之以利湿，神效。"此时肾囊肿已经结聚成积，蝼蛄利水、软坚、消积尤为适合。蟋蟀味辛、咸，性温，《全国中草药汇编》谓其有"利尿、破血"功效。然此二药性味峻烈，临床使用时应从小剂量用起，逐渐加量到6~9 g，用时可打粉冲服，起效后及时停用。水饮停聚不散必将化生浊毒，此期需加用破瘀降浊、解毒消积之品，如以蜂房、僵蚕化痰散结，解毒降浊，以乌梅消胬散结。肾气亏虚而腰酸腰痛、小便频多者，可加桑寄生、川断、怀牛膝等，腰酸合并头晕、心烦、面潮红等肝肾阴虚阳亢者，加用生地黄、女贞子、钩藤、天麻等。此期部分患者尿常规检查显示红细胞阳性，可加用化瘀止血药如三七、蒲黄炭、血余炭等，兼有尿频、尿急、尿痛、苔黄腻等湿热下注者多合用当归贝母苦参丸及白花蛇舌草、瞿麦等清化湿热，兼舌质红、苔少，口渴而小便不利者合用猪苓汤加减。

3. 疾病后期为脾肾渐衰，治当助脾肾气化以去邪实

此期为囊肿肿大和破溃期，囊肿直径超过4 cm以后至囊肿溃破前，肾脏发生器质性病变，患者可出现蛋白尿、血尿、血肌酐水平升高，以及囊肿挤压脏器症状，表现为腰酸痛，乏力倦怠，双下肢浮肿，尿中有泡沫，腹痛、腹胀等，可能出现囊肿破溃现象，并可继发感染，此时肾功能有急剧恶化的可能。此期脾肾气化功能已经显著减退，痰饮、瘀血积聚肾络，胶结不解，湿浊内生，水湿泛溢。治疗当加大扶正力度，脾肾气阴两虚者以参芪地黄汤加减，气阳两虚者以济生肾气丸加减，川断、桑寄生、杜仲、狗脊等药物均可辨证加入。此期要从形、气、神3个维度来调治肾脏，如何调治后面会详述。

综上所述，多囊肾乃由于先天禀赋不足，脾肾亏虚，癖饮留结体内聚而生痰湿，藏于窠巢阻碍气血运行而瘀滞，痰瘀胶结而成。在治疗之初要分析患者之所以形成囊肿的身体内在原因，不要受此病为遗传病故不可治的影响而疏忽分析。要着力调治致病的内在因素，调动患者自身脏器的修复能力，这样往往能取得意想不到的效果。在对因治疗的基础上，可以合用桂枝茯苓丸，结合疾病分期辨证“治其然”。

第八章　伏邪视角下的原发 IgA 肾病

IgA 肾病是肾小球肾炎最常见的病理类型之一，此病在青少年肾病人群中发病率颇高，临床治疗难度大，中医、西医治疗均颇为棘手。在讨论 IgA 肾病的中医治疗之前，先对该病进行简要概述。IgA 肾病是指肾小球系膜区以 IgA 或 IgA 沉积为主，伴或不伴有其他免疫球蛋白在肾小球系膜区沉积的原发性肾小球病。该病病变类型包括局灶节段性病变、毛细血管内增生性病变、系膜增生性病变、新月体病变及硬化性病变等，其临床表现为反复发作性肉眼血尿或镜下血尿，可伴有不同程度的蛋白尿，部分患者可能出现严重高血压或者肾功能不全。

IgA 肾病分为原发性 IgA 肾病与继发性 IgA 肾病。原发性 IgA 肾病由肾脏本身疾病引起，多在上呼吸道或消化道感染后发病，部分患者在体检时发现尿异常，出现无症状性蛋白尿和（或）镜下血尿，少数患者有持续性肉眼血尿和不同程度蛋白尿，可伴有水肿和高血压。继发性 IgA 肾病由肾脏以外的疾病，如过敏性紫癜性肾炎、HIV 感染、血清阴性脊柱关节炎、肿瘤、麻风病、肝脏疾病、家族性 IgA 肾病等引起。本章讨论的主要是原发性 IgA 肾病。原发性 IgA 肾病发病不同于其他慢性肾脏病的最主要临床特点是具有与咽炎同步的血尿，这是 IgA 肾病所特有的病症，要引起重视。

从现行的中医诊疗指南角度来看，IgA 肾病最常见的证型有肺卫风热证、下焦湿热证、肝肾阴虚证、脾肾气虚证 4 种。但是这 4 种证型的证候特点不具有特异性，可出现在多种慢性肾脏病病程中。早期治疗该病时笔者使用这 4 种分型来辨证，发现治疗时患者尿蛋白虽有所减少，但减少得不尽如人意。直到有一个病例逼迫笔者不得不尝试不同的诊治思路，才发现了一个更为有效的治疗 IgA 肾病的思路。该病例治疗过程如下。

李某，男，反复出现泡沫尿，尿蛋白 2 +，曾行肾穿诊断为原发性 IgA 肾病。2014 年至 2017 年用中药治疗，经治疗尿蛋白由 2 + 变为 1 +，24 h 尿蛋白定量值由 800 mg/24 h 变为 1600 mg/24 h。第一位医生首先使用温肾凉血法，用狗脊、川断、牛膝、丹皮、丹参、赤芍、土茯苓、威灵仙、白蒺藜等药，但治疗效果不理想，后改用清肝化浊法，用丹皮、丹参、赤芍、石决明、珍珠母、水红花子、土茯苓、威灵仙等药。因效果不理想，患者又求治于另一位医生，第二位医生改用补气清肝、解毒活血法治疗，用生黄芪、柴胡、黄芩、栀子、连翘、鱼腥草、穿心莲、川芎等药，治疗 1 年多后患者 24 h 尿蛋白定量值最低为 800 mg/24 h，患者对治疗结果不满意，遂求治于笔者。笔者看前医立法不无道理，但再用前医立法肯定没有效果上的突破，若想取效必须变换立法。于是笔者重新分析了患者的病情，发现 IgA 肾病其特异性的病因、病机及进展预后特点与中医的伏邪理论具有较高的契合性，于是按照伏邪的治疗方法，采用清透补托法治疗，用黄芩、连翘、槐花、白花蛇舌草、三七、地骨皮、鳖甲、熟地黄、山萸肉、芡实、金樱子等药，治疗 1 年后患者尿蛋白转阴，24 h 尿蛋白定量值及尿微量白蛋白/尿肌酐恢复正常。按照蛋白尿疗效指标——转阴或下降 50% 来看，此次治疗取得了显著疗效。后来笔者又应用此法治疗多例 IgA 肾病，发现该方法较其他治疗方法更能取效。今将对此病的思考分析方法列于后，供同道参详。

一、 伏邪——伏藏体内之邪

首先介绍一下什么是伏邪。伏邪又称伏气，这个中医术语最早由晋代的太医王叔和提出，其在著作中提到冬天感受寒邪伏而不发，到了春夏乃变为温热之病。到了清代，周扬俊、叶天士、王孟英等医家提出伏暑学说，至此伏邪学说体系基本完整了。清末民初的名医何廉臣总结道："伏邪之病，四时皆有，凡外感六淫而不即病，过时方发者，总谓之伏邪。"

当代著名学者何绍奇先生扩大了伏邪的范畴，认为伏邪不仅存在于外感病中，而且存在于内伤杂病中。何绍奇所说伏邪即广义的伏邪。广义的伏邪是指一切伏藏体内、隐而不发的内生病理邪气。潜伏于人体的细菌、病毒及体内存在的结石等均可归于广义的伏邪。狭义的伏邪与新感发病特点有何差异呢？一般来说伏邪致病病情较重，起病即可表现为里热证，病程较长。伏邪学说的临床意义即从理论上阐明了温病初起两大发病类型，提示临床2种类型的病变深浅、轻重、病机、传变趋势及治疗方法均有很大差别。

二、 伏热之邪——IgA 肾病病因病机

外感六淫之邪均可成为伏邪，IgA 肾病的伏邪主要为热邪内伏，结合现代医学研究更能说明此问题。IgA 肾病的发病及血尿的反复发作多有明显诱因，其中很多诱因，如上呼吸道感染、急性扁桃体炎、胆囊炎、急性胃肠炎等与感染密切相关，患者通常在感染数小时后出现新发或陈旧性肉眼血尿，伴有腰酸胀痛感觉，发病2周后即可出现肾小球系膜结构的改变。这些感染所继发的免疫相关炎症因子参与了肾小球免疫损伤机制。从中医学角度来看，这些感染性因素多数归属于热邪的范畴。从临床角度看，IgA 肾病好发于青少年，且男性多见。该类患者体质偏于阳盛，外邪入里容易热化。IgA 肾病发病前患者多伴有外邪袭表的症状，如咽喉肿痛，之后部分患者会发生肉眼血尿等明显的里热证候，表证解除之后，疾病仍不能痊愈，肉眼血尿可反复发生。

1. 伏热产生与伏藏

IgA 肾病的伏热是如何产生并伏藏于体内的呢？在回答此问题前笔者先介绍一下伏邪产生的途径。外来邪气侵入人体，若人体正气亏虚不足以驱邪外出，邪气虽然已经伤及人体但未能发病，这个时期邪气潜伏在人体而不发病，也就是伏气变为伏邪。伏邪藏于体内并不是完全静止不动的，

而是要经历一个阴阳消长的过程。伏藏的邪气阻滞人体气机（少阳三焦及肝胆枢机失常），加上患者偏于阳盛的体质，导致人体郁热内生，产生的郁热长期得不到透发，持续耗损人体阴液，甚至化生热毒。综上所述，对于 IgA 肾病伏邪的产生可以理解为外邪侵袭人体后，人体正气亏虚不足以完全祛邪，邪气不盛不至于立即发病，外邪伏藏于卫外门户咽喉，留而不去，下传少阴肾经及少阴肾脏而化生郁热，导致人体伏热内蕴，肝肾阴血慢慢亏损。

2. 伏热所藏部位

伏邪藏在体内的哪个部位呢？对此历代医家有不同说法，有邪伏少阴说、邪伏募原说、邪伏骨髓说、邪伏肌腠说等，每个说法都有不少医家支持。在这几种学说中，邪伏少阴说应该是明确了 IgA 肾病伏热之邪伏部位，如叶天士在《幼科要略》中云："冬寒内伏，藏于少阴，入春发于少阳。"IgA 肾病患者产生伏邪有其内在因素，内在因素就是《黄帝内经》所说的"冬不藏精""冬伤于寒"。伏邪所藏之处就应当是亏虚最严重的脏腑，若肾脏亏虚明显，邪气就会藏于其内而发病。从 IgA 肾病一个典型的发病机制模型来说，反复急性链球菌感染后所致的肾小球肾炎可以理解为：在人体正气亏虚的时候，若外感风热之邪侵袭咽喉部位，此时人体正气又没能力将邪气完全祛除，外来邪气乘机盘踞咽喉，咽喉为足少阴肾经经循之处，外邪循经入侵少阴肾经，藏于肾而化郁热，最后产生伏邪。伏邪化生的郁热藏在少阴肾，耗伤肾脏阴血，导致肾脏气化失常，所化郁热灼伤肾络，导致血液外溢，故患者出现血尿，固涩精微功能减弱而使精微外漏，故患者出现蛋白尿。IgA 肾病患者出现血尿的概率要明显高于其他慢性肾脏病患者。

3. 伏邪所发时机

伏邪藏于体内，在什么情况下才能发病呢？一般有 2 种情况。第一种就是遇到新感外邪引动并激发少阴伏邪，患者表现出内外同病的证候；第二种就是当人体正气逐渐充盛到一定程度，正气奋起抗邪，则会导致伏邪内动，伏邪透出体表，患者会出现外感症状，但病情明显较外感症状为重。这也是很多IgA肾病患者每次外感后出现病情反复，或虽无外感因素，病情活动时同样可以出现咽喉疼痛的原因。这些情况在临床中很容易见到，如一个病情稳定的IgA肾病患者，在上呼吸道感染或其他感染后出现蛋白尿或血尿，或是以往的蛋白尿、血尿加重，这种情况是外感引动了伏邪并产生了内伤，此后尽管外感已愈，但患者蛋白尿或血尿仍缠绵不愈。

三、清透补托——从伏邪论治IgA肾病

以上我们从伏热之邪的角度探讨了IgA肾病的发病机制，下面就从伏邪角度谈一下该病的治法与方药。总的治疗原则概括起来就是清透补托，分解开来说“清”就是清泻里热、清热凉血、清热解毒，“透”就是辛凉透表，“补托”就是补益肺肾、托邪外出。无论是发病初期的IgA肾病患者，还是后期反复发作的IgA肾病患者，在合并明显的外感症状的时候，不能单用治疗外感的方法，而是需要关注其内在的病机改变，重视清透补托的及时应用。下面分述这一治法的具体应用。

1. 清法——泻热、凉血、解毒

（1）清泻里热法。伏热之邪有别于新感时病温热之邪，这也是单纯以辛凉解表药治疗伏热之邪疗效差的原因。治疗伏热之邪正治之法首当一个“清”字，对此清代末期著名温病学家叶霖明确论述道：“此邪从内发，非由皮毛口鼻吸受之外感，岂银翘散轻剂可治。”差不多同时期的柳宝诒十分重视温病伏邪论，他在《温热逢源》中写道：“初起治法，即以清泄里热，导邪外达为主。”柳宝诒又言：“用黄芩汤加豆豉、玄参，为至当不易之法，盖黄芩汤为清泄里热之专剂。”柳宝诒明确提出用黄芩汤来清泻里热。黄芩汤是张仲景治疗太阳少阳合病、清泻里热的名方，后世医家将黄芩汤视为治疗伏邪由少阳外出太阳之方。历代医家也多以此方苦寒直折，

清泻里热，治疗伏气温病。方中黄芩苦寒，清少阳郁热毒火；白芍苦平微寒，可养少阳肝胆阴血之体以达少阳之用；甘草、大枣顾护脾胃之气不为苦寒所伤。因此用黄芩汤可以清解伏于少阴之热邪及通过少阳外出到太阳整个途径中的热邪，黄芩汤为治疗 IgA 肾病的基础打底方。

（2）清热凉血法。清热凉血法用于伏邪内郁肾络、气分和血分生热的 IgA 肾病患者。IgA 肾病的血热病机是得到中医界普遍认同的，清热凉血是重要的治疗大法，而对于伏邪所生血热除了清热之外，还需要重视透热外出，这是伏邪不同于其他病邪所致血热的治法。除了用黄芩清少阳热邪之外，还需要加入甘寒之生地黄来清热凉血、养阴生津，更需要辛苦寒的丹皮，它能辛散郁热、透热外出，用赤芍清热凉血、行血，这 3 味药是最常用的中药，尤其对于急性发作期出现血尿、舌质红、咽红的患者最为合适。其他的清热凉血药，如小蓟、水牛角等，均可酌情使用。

（3）清热解毒法。解毒是解热盛所生之毒。IgA 肾病伏邪所化热毒，非清解无以解，苦寒解毒之品在热邪内盛时当合用之。除了辛凉解表的金银花、连翘外，甘寒而不伤胃，同时能够清热利湿的蒲公英、白花蛇舌草是临床中最常用的解毒药物。火热炽盛、大便闭结者，应用大黄则可釜底抽薪，泻火解毒。

2. 透法——辛凉透表

伏邪藏于肾络，辛凉透表法可助伏邪由肾络向外透散，若夹杂外邪，则辛凉解表以祛外邪，最常用的药物有牛蒡子、薄荷、金银花、连翘、蝉蜕、僵蚕等。这些中药的共同特性就是辛凉解表透热，发散郁火，条达气机，清上焦咽喉郁热，同时可以解毒利咽。IgA 肾病患者出现咽痛或咽部红肿时，加用辛凉解表的牛蒡子、连翘、蝉蜕等药，可以发散上焦郁热，有利于所伏藏之邪透达外散。上焦郁热得散，则外邪难犯，更难引动伏邪。

3. 补托法——补益肺肾，托邪外出

在治疗 IgA 肾病时需佐以补托法。补托法可消除邪伏的原因，《黄帝内经》云“冬伤于寒，春必病温”，也就是说邪伏的原因是冬天伤寒，引起精血、正气的损耗，邪气伏于体内，春天受到外邪的侵袭，从而引动伏邪而发病，因此在透邪同时需要给予补托之药。又因 IgA 肾病伏邪最易化热伤阴，故对于口干咽干、苔干少津者，治疗时必须要兼用顾护肺肾阴液和填补阴精之药。滋阴生津需要甘寒之品，如生地黄、麦冬、天冬、青果、玄参等，填补阴精可以用熟地黄、芡实、金樱子等药。在使用这些药物时需要兼顾脾胃运化能力，若患者舌苔白腻且润，这个时候就需要谨防苦寒、滋腻之品再伤脾胃阳气了。

最后还需要强调一下 IgA 肾病旧疾与新感的问题。IgA 肾病患者很容易在感冒或其他外感后出现病情反复并加重，这个时候治疗新感邪气尤为重要，即使不存在外感的时候也需要时时防止上焦郁热的产生，不定时地应用清透、解毒、利咽的药物，预防新感的发生。

第九章　高血压肾病诊治思考

高血压易并发肾损伤，肾发生损伤后又会导致血压波动。目前现代医学治疗高血压肾病时主要着眼于控制血压，降压药的使用往往使大多数患者血压控制较为理想，因此找中医治疗的患者均是因高血压导致肾损伤而引起了相关指标异常或出现了相应症状。临床医生以肾为核心治疗高血压肾病的诊疗思路已根深蒂固，这种诊疗思路固然无错，但是除此之外，治疗时还应注意什么才能进一步提高疗效呢？

患者永远是最好的老师，下面笔者从临床病例出发展开相关论述。

韦某，男，36 岁。2016 年 3 月初诊。患者有高血压家族史，既往患有高血压 8 年余，血压控制不佳，2015 年初因为血肌酐升高被北京某医院诊断为高血压肾病，给予降压药、百令片等药物治疗，经治疗血压控制在较合理范围，但近 1 年来血肌酐在 170 ~ 190 μmol/L（正常值为 44 ~ 132 μmol/L）波动，24 h 尿蛋白定量值为 240 ~ 250 mg/24 h。患者平素易疲劳，易汗出，血压控制不佳时头晕不适，无明显腰酸痛、水肿等不适，纳眠可，大便成形，每日 1 ~ 2 次，小便调，夜尿正常，舌质红，苔薄白，脉细滑偏弦。在维持降压等西医治疗方案不变的情况下笔者以下面方剂为基础方进行加减：天麻、钩藤、炒杜仲、桑寄生、烫水蛭、土鳖虫、熟地黄、山萸肉、山药、茯苓、当归、煅牡蛎、车前子。共治疗了近 5 个月，患者血肌酐下降至正常。目前，该患者每 2 个月调 1 次处方，血肌酐一直在正常范围内。

之所以以该患者为例进行思考、总结，是因为该患者除了有高血压肾病引起的血肌酐升高外，没有其他基础病史，对于分析该病治疗方法非常合适。看到给患者治疗的方子里有天麻、钩藤、桑寄生、杜仲等天麻钩藤饮的用药是不是有点不屑一顾的感觉呢？一看到高血压人人都会想到肝阳上亢，紧接着就想到了用天麻钩藤饮治疗。但是此患者并无血压控制不良的临床表现，而是血压控制良好，临床怎么会想到选用该方之药呢？笔者将从以下几个方面来回答此问题。

一、 高血压肾病的因与果

在临床上看到的症状和指标是疾病的结果。有些症状不能反映疾病发生的原因，对于能反映疾病发生原因的症状，中医称为“独处藏奸”之症状。厘清疾病因果是提高疗效的关键。高血压肾病的发病要同时满足2个条件：一是发生高血压；二是长期高血压导致肾损伤。深入分析这2个发病条件致病的病理机制就会搞清高血压肾病的因与果。高血压的病因可以概括为火、饮、虚3个方面。火主要指心肝火旺，化热生风，肝脉挛急，或肝络失养，肝阳上亢，络脉痉挛等；饮主要指痰饮或水饮内盛，周身络脉痉挛刚急，导致水饮直冲上逆；虚主要指肝肾阴虚，水不涵木，肝脉失养，肝络痉直挛急。在高血压的发病过程中三者往往并存，并随着患者体质和病程而变化。但是，高血压无论发生何种并发症，均共有一个病机，即络脉挛急痉直。诸痉强直皆属于肝，肝脉失养可致痉直挛急，因此可以认为肝脏体用失养、络脉痉硬就是高血压肾病的因。

如果对中医学认为的高血压肾病的因还有疑虑，那我们就用现代医学对高血压肾病主要病理机制的认识进行佐证。首先，高血压可以引起全身小动脉硬化病变，动脉的弹性功能减退，而肾脏受累最为明显，若高血压控制不佳持续5～10年，可引起肾脏小动脉硬化，小动脉管壁增厚、管腔变窄可影响肾脏血供，导致患者出现肾实质性缺血性损害，产生良性肾小动脉硬化症；其次，长期高血压引起肾小球毛细血管内皮细胞功能异常，肾小球脏层上皮细胞损伤，致使其基底膜的通透性增高，导致微量尿蛋白漏出。现代医学对病理变化的认识是中医望诊的延伸，2种医学殊途同归，均显示出络脉痉硬这一深层原因。

再从中医病机角度来分析。肾脏发生损害的原因在于肾的络脉痉硬，而诸痉强直皆属于肝，故高血压肾病的病位应该在肝肾两脏。肝肾之间存在着密切的生理关系，水能生木，肾为肝之化源，乙癸同源，肝体阴血与肾体阴精本为一体，二者可以相互转化。若一方有病，久则累及对方，导致肝肾精血同损，而成虚劳百病。肾水充足才能滋养肝木，若肝阳不亢，络脉柔润，不会致痉硬失养。肝阳亦根于肾火，肝阳不足者则肾阳鼓动自身以滋养，故高血压肾病后期多见肝肾阳气俱衰，气化不及，水湿浊瘀之邪内生。

因此，高血压肾病的发病就是由肝及肾的过程。肝气受损，肝体阴血亏虚，肝脉失于濡养，导致络脉挛急，痉直硬化，肝用失常。若肝木久病，因子病及母，故一方面可透支肾脏阴精，导致肾脏精气亏虚，肾脏不能固摄精气而致尿蛋白漏出，另一方面可伤及肾络，使肾的络脉痉硬，虚风动于肾络。这个虚风之邪的产生与高血压患者肝肾阴血亏虚有关，风邪所特有的走窜之性，导致其更易在人体正气亏虚的地方停留，肾脏精气亏虚，虚风则更容易匿藏于肾络。

综上所述，高血压肾病的原因是肝肾不足，络脉痉硬，虚风动于肾络。由此看来，肾损害后期的水、湿、痰、瘀的表现均是结果，其或为肝气受损，肝体失于滋养的结果，或为透耗肾精，肾气化生乏源，气化失用的结果，或为络脉痉硬，络风内动的结果。认清因果是很重要的，在不同阶段，其不同的因果矛盾会有所侧重，遣方用药不能忽视对因治疗。

二、 高血压肾病治疗要义——治肝、 治肾、 治络

弄清了高血压肾病的因与果，就会理解在前面的病例中笔者为什么使用天麻钩藤饮这个方子。该病例的处方中仅选取了天麻钩藤饮中的天麻、钩藤、桑寄生、杜仲4味药，其治疗靶点绝非仅仅针对肝阳，也不仅仅局限于平肝潜阳这样执死方治活病的机械辨证。治疗高血压肾病要重视治肝

（补肝达木）、治肾（助水生木）和治络（通络祛邪）3 个方面。补肝主要针对肝体，即肝之阴血和肝气，达木即是通过疏肝或清肝来顺畅肝木条达之性，助水即填补肾精以生养肝木，通络祛邪是祛除肝肾络脉中的病邪。补肝达木、助水生木、通络祛邪这 3 种方法在临床中多综合起来使用。

1. 补肝达木

前面我们强调肝体失养、络脉痉硬是高血压肾病共有的病机，无论是心肝火旺、痰饮上泛，还是肝肾阴虚等证候因素，在最终引起血压升高前均需经历肝体失养、肝脉痉硬的病理过程。故针对此病机治疗就需要补肝体，助肝用。补肝包括补肝气和滋养肝之阴血。滋养肝之阴血的药物相对较为人们所熟悉，但是补肝气的药物为人们所生疏。最常用之药即是桑寄生、天麻、杜仲，其中桑寄生和杜仲最为重要。桑寄生，性味甘平，具有补肝血、养肾气、强筋骨、通调血脉、安胎的功效，《本草求真》记载其“性平而和，不寒不热，号为补肾补血要剂”。杜仲，性味辛甘温，可补益肝肾，强筋骨，主腰脊痛，除阴下痒湿，为补肝气之要药，《本草纲目》云“杜仲，古方只知滋肾，惟王好古言是肝经气分药，润肝燥，补肝虚，发昔人所未发也”。达木药选择天麻，天麻性味甘辛平，具有平肝息风、柔肝定痉、舒缓肝络的功效，《本草备要》记载其入肝经气分，具有益气强阴、通血脉、强筋力、疏痰气之功。三药共用具有养肝气、补肝血、柔肝息风的功效。补肝达木之法对于高血压肾病共有的核心病机较为合适。

2. 助水生木

肝肾同源，肾水能够滋养肝木，当肝体阴血不足之时，通过补肾水就可以达到生肝木的作用。肾水以肾精为要，补肾精要遵循《黄帝内经·素问·阴阳应象大论》提出的“形不足者，温之以气，精不足者，补之以味”的原则。补益肾精时最常用的药物就是熟地黄。使用熟地黄填补肾精时，剂量是取效的关键，笔者主张重剂填补，直达病所，临床应用多从 30 g 起，再逐渐加量到 90 g。其他常用的补肾精药物如鹿角胶、龟板胶、紫河车、巴戟天、菟丝子、覆盆子、枸杞子、沙苑子等，不仅有补肾填精的作用，还有助肾气化功能。这里需要注意的是，填补肾精最好和固涩肾精的药物一起使用，这样可以达到事半功倍的效果。常用固涩药除了山药、山萸肉之外，还有金樱子、炒芡实、桑螵蛸、覆盆子等。

3. 通络祛邪

高血压肾病最常见的病邪就是虚风，风邪内生留络，导致络脉失养痉硬，络脉痹阻。肝肾体用失常，肾气不足，水液气化失常，最后结果就是水湿痰浊内停。因此祛邪就是以祛瘀血、水湿、络风为主，所选通络祛邪药最好能够兼顾这三方面。化瘀的药物最好兼能养血和血，并具有通络化瘀、祛风解痉的功效。临床中最常用的活血祛瘀兼具养血功效的药物有丹参、牛膝、当归、鸡血藤、三七等。三七化瘀止血，同时又有补虚强壮作用，最为常用；鸡血藤、丹参可通络、养血、活血，且活血而不伤正；牛膝在活血的同时有补肝肾、强筋骨、利水通尿的作用。同时具有化瘀、通络、祛风功效的药物为水蛭、土鳖虫等虫类药，此类药物味多咸，入血可软坚散结，性多善行而通络祛风。

通篇说了这么多，想强调的就是：要想进一步提高治疗高血压肾病的疗效，无论在出现何种证候时，均不能忘补肝体、达肝木的对因治疗。

第十章　太阳淋沥与当归贝母苦参丸

淋沥是淋证的别名。淋证以小便淋涩不畅、热涩疼痛为主要特点，现代医学中的尿路感染、前列腺炎等均归属于中医淋证的范畴。大家知道淋证的发生与足太阳膀胱经气化功能失常关系最为密切，但却不知道手太阳小肠经病变同样可引起淋证。不论是足太阳膀胱经引起的淋证，还是手太阳小肠经引起的淋证，都与太阳经相关，我们将二者统称为太阳淋沥。太阳淋沥常见于泌尿系统疾患，特别是难治性尿路感染。当归贝母苦参丸是治疗太阳淋沥的良方，临床中若应用得当，效果极佳。

一、验案2则

李某，女，75岁。患有2型糖尿病近10年，本次因尿急、尿痛7天住院治疗，被诊断为急性尿路感染。患者出现明显的尿频、尿急、尿痛，稍有活动即有小便遗出，内衣及外裤一天要更换数次，甚为痛苦，口干，饮水多，大便偏干，2日一行。查体见舌质红，苔薄黄腻，脉弦滑数。辅助检查：血常规示白细胞数量增多，尿常规示白细胞、红细胞、细菌数量均显著增多。住院期间已接受足量盐酸左氧氟沙星注射液抗感染治疗，结合中药汤剂八正散加减治疗已经5天，尿频、尿痛症状仍无显著改善，患者诉活动后漏尿的症状最为痛苦。考虑患者太阳膀胱湿热停蓄，兼有心火下移小肠化生火热，导致膀胱气化不利，小便排泄不利而淋沥不畅，予当归贝母苦参丸合五苓散加减，中药处方：当归12 g、浙贝母15 g、苦参12 g、茯苓15 g、桂枝6 g、生白术10 g、泽泻15 g、猪苓10 g、金银花20 g。上方3剂，医院代煎，1天服1.5剂，分3次服。当晚患者服用0.5

剂。第2日晨起查房患者诉夜间尿频、尿急症状明显改善，活动后遗尿症状消失，效果出乎意料。嘱上方继续服用7剂，并结合抗生素治疗。患者服用中药10天后停药并出院。该患者患有急性热淋持续近10天，已经足量使用抗生素结合八正散加减治疗，效果不明显，而改用当归贝母苦参丸加减后效果立竿见影，显示了该方的神奇疗效。

患者女性，65岁，黑龙江省哈尔滨市人。因反复尿频、尿急4年，加重半年就诊。患者6年前被诊断为2型糖尿病，4年前开始反复尿路感染，近半年来尿频、尿急、尿痛反复发作，每月发作1~2次，每次发作持续7~10天，发作时必须接受静脉点滴及口服抗生素治疗才能缓解，并多次服用银花泌炎灵和中药汤剂。平素血糖控制尚可，每遇尿路感染血糖就会波动。患者就诊前已经静脉滴注左氧氟沙星注射液1周，后改为口服头孢，现已服用头孢半个月，但尿频、尿急症状仍频繁出现。患者往往刚出厕所马上就又要如厕，稍慢即失禁，现只能每天穿纸尿裤生活，苦不堪言。1周前患者尿频、尿急症状反复并加重，持续不缓解而住院。患者同时伴有腰酸乏力，精神萎靡倦怠，舌质暗红，苔薄黄腻根厚，脉细滑。患者湿热不解，小肠火热下注，久则耗伤下焦阴血，导致小便淋沥涩痛，缠绵不愈，急性期治疗予清热利湿、通淋泻火兼扶正治疗。在指导患者严格控制血糖的基础上，中药处方用当归贝母苦参丸合疮疡三两三加减：当归15 g、浙贝母15 g、苦参30 g、生黄芪15 g、金银花30 g、茯苓15 g、桂枝6 g、白术15 g、瞿麦15 g、灯芯草6 g 、天花粉30 g、熟地黄30 g。7剂。1天1剂，分3次服。治疗1周后患者诉尿频、尿急症状明显改善，复查尿常规示仍有白细胞2+。继续改方加减治疗2个月后患者复查尿常规示正常，尿频、尿急症状完全消失。反复尿路感染在中老年女性中最为常见。此病案中患者经过长期抗生素治疗以及相关中药治疗，效果欠佳，而在使用当归贝母苦参丸加减后取得了很不错的效果，如果不是亲身经历，让人难以相信。当归贝母苦参丸治疗淋证的原理何在？下面具体分析。

二、淋证发病不可忽视手太阳小肠经

与淋证的发病关系最为密切的脏腑是足太阳膀胱经腑，还涉及肾、三焦、脾、胃等脏腑。膀胱病变，诸如湿热阻滞、结石阻滞等，导致津液气化不利，小便淋涩不畅而发为淋证。对于足太阳膀胱经病变引起淋证的机制已被大家所熟知，这里不再详细论述，下面重点谈一下手太阳小肠经病变引起淋证的机制。有关小肠生理功能的论述最早见于《黄帝内经·素问》,《黄帝内经·素问·灵兰秘典论》云:“小肠者，受盛之官，化物出焉。”该书提出小肠的主要功能为受盛、化物、泌别清浊。小肠为火脏，能够温煦脾胃中土。小肠泌别清浊的过程包括水谷的精微部分转化为气血津液，以及将代谢浊物化为大小便向下传导给大肠、膀胱并排出体外。由于小肠参与水液的气化代谢，所以小便异常亦与小肠关系紧密。张景岳在《类经·阴阳发病》中明确指出:“膀胱小肠二经也，小肠属火，膀胱属水，邪结小肠则阳气不化，邪结膀胱则津液不行，下不通则上不运。”由此可见，小肠病变同样可以引起小便异常。虞抟在《苍生司命》中云:“如心有火，炎灼日久必遗热于小肠，则成小便淋秘。”在由小肠病变引起的小便异常病证中，最常见的是小肠火盛。许多原因都会导致小肠邪火，特别是心经火盛下移小肠，会影响小肠气化、分清泌浊的功能，从而导致血淋尿浊、便赤涩痛、小便不畅、尿血诸症。综上所述，淋证的发生不但涉及足太阳膀胱经腑，还涉及手太阳小肠经腑，而且二者关系非常密切。

三、当归贝母苦参丸浅析

当归贝母苦参丸出自《金匮要略·妇人妊娠病脉证并治第二十》，原文记载:“妊娠小便难，饮食如故，当归贝母苦参丸主之。”也有医家认为原文中的“小便难”应为“大便难”。原书记载当归贝母苦参丸由当归、贝母、苦参各四两组成，男子加滑石半两。妇人妊娠期间下焦感受湿热，湿热阻滞膀胱，膀胱气化不利而导致小便淋涩不畅。由于妊娠妇人多阴血不足，而湿热停蓄下焦反更易耗伤阴血，所以在清利湿热同时必须兼顾滋养阴血。古代对该条原文注解较好的有两位医家一位是元代医家赵以德，另一位是清代医家尤在泾。赵以德在《金匮方论衍义》中注解道："小便难者，膀胱郁热，气结成燥，病在下焦，不在中焦，所以饮食如故。用当归和血润燥，《本经》贝母治热淋，以仲景陷胸汤观之，乃治肺金燥郁之剂……苦参长于治热，利窍逐水。"尤在泾在《金匮要略心典》中注解道："小便难而饮食如故，则病不由中焦出，而又无腹满身重等证，则更非水气不行，知其血虚热郁，而津液涩少也……苦参入阴，利窍，除伏热，贝母能疗郁结，兼清水液之源也。"两位医家在论述小便难的病机时各有侧重，赵氏侧重燥郁内结，尤氏侧重阴血不足。

要想真正理解张仲景方药背后的理法，还是需要先从具体药物的功效与特性说起。当归，甘苦辛，其功效有四：一是既补营血，又补血中之气；二是活血通络，开血中阳气之郁，《本经疏证》云"故厥阴篇列六方，用当归者至四，而四方皆以治厥，则当归能开血分所郁之阳气可知矣"；三是润肺金，缓肝急，张锡纯认为当归"能润肺金之燥，故《神农本草经》谓其能主咳逆上气，能缓肝木之急"，可见其性润，故能养肺金，味辛故能理肺气，味甘故能缓肝急；四是润大便，利小便，阴血亏虚致肠道失润而便结、小便不畅之证，当归润养阴血后二便自能通利，湿热或虚热留蓄下焦，热邪波及营血，导致血分热郁，当归开血中阳气之郁故能通之。当归能够润肺燥、理肺气、缓肝急，若下焦热阻耗伤阴津，小便涩滞多与大便干结同在，当归润大便、畅小便再合适不过。

贝母，苦辛寒，其主要功效有三：一是清心火，泻小肠热，《本草备要》云其"苦泻心火，辛散肺郁"，《神农本草经》云其"主伤寒烦热，淋沥邪气"，故贝母具有清心火而治疗小肠之热的功效；二是清热润肺，止嗽消痰，此为贝母被人所熟知的功效；三是开肺解郁，散结化痰，辛能散能行，《本草别说》云其"能散心胸郁结之气……殊有功"，湿热下蓄，凝津化痰，容易化生痰热，需用贝母清化痰热。患者妊娠期小便热涩不畅，用贝母清心火、泻小肠热，达到缓解小便热涩不畅的目的。

苦参功效有三：一是清热燥湿，杀虫止痒，可除肝胆湿热与肾经湿热，尤善除下焦湿热，《神农本草经》云其主黄疸、《名医别录》云其主肠澼即是其功能体现；二是清解伏热，《得配本草》云其“治湿郁伏热，烦躁口渴”，湿邪困厄热邪不得透出，或热邪困于血分均可归为内伏之热，《千金要方》之三物黄芩汤可治疗妇人草蓐风出现的四肢苦烦热，方中用苦参就是取其清透伏热之功；三是清泻心与小肠火，《神农本草经百种录》云：“溺有余沥，心通于小肠，心火除则小肠郁塞之气通矣……但黄连似去心脏之火为多，苦参似去心腑小肠之火为多。”苦参泻心火最佳，同时能够清利湿热、清伏热，对于湿热火毒所致的淋沥之证尤为合适。

四、 拓展应用时谨守核心病机

足太阳膀胱经病变所致淋证多湿热，手太阳小肠经病变所致淋证多火热，湿热和火热留于下焦均易耗伤阴血，导致湿热之邪与阴血亏虚并存。对于日久不愈的淋证，特别是对于反复发作的淋证，单独清利湿热或火热反而会加重阴血的亏虚，可导致疾病缠绵不愈。根据这个病机特点判断，慢性肾盂肾炎也可用当归贝母苦参丸加减治疗。笔者曾用当归贝母苦参丸加减治疗过一位患有慢性肾盂肾炎的25岁女性患者。该患者初次就诊时间断尿急、尿痛、尿频已经3年，发现蛋白尿1年。近1年尿蛋白持续1+或2+，尿红细胞间断1+或2+，诊见腰酸困不能俯身，乏力倦怠，小便泡沫，情绪抑郁低落，小便偶有热涩不舒感，大便溏稀不成形，日1~2次，小便略频，色淡黄，量少，舌质淡红，苔薄白腻润，脉沉细滑。以当归贝母苦参丸合五子衍宗丸加减，中药处方：当归15 g、浙贝母15 g、苦参10 g、瞿麦12 g、猪苓10 g、桂枝10 g、泽泻10 g、炒白术15 g、桑寄生30 g、炒菟丝子15 g、沙苑子15 g。上方服用7剂后，患者腰酸困症状有所改善。继服14剂，患者乏力、腰痛症状明显改善，小便泡沫明显减少。1个月后复查尿常规提示蛋白尿转阴。三年顽疾，一月得解。

将当归贝母苦参丸化裁后临床可用于治疗多种疾病，除了用于《金匮要略》所云妇女妊娠期小便不畅外，还可以用于妇人、小儿、老人大便秘结不下，男子前列腺炎所致小便不利、反复尿路感染，以及女性湿热带下、阴痒等疾病，其应用范围可谓相当广泛。无论治疗何种疾病，均应抓住手太阳小肠经病变所致下焦湿热与阴血亏虚并存的核心病机。

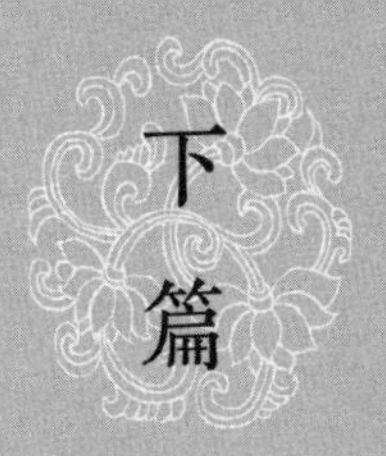

方药使用体悟

第十一章　金匮肾气丸的组方法则

一、肾气丸中贵肾精，峻补辛润清涩通

金匮肾气丸在百姓中的知名度远不如被誉为天下补肾第一方的六味地黄丸，甚至有些中医药专业人士将六味地黄丸列为金匮肾气丸的祖方，也有人认为六味地黄丸是补肾阴的方剂，而金匮肾气丸为补肾阳的方剂。第7版《方剂学》教材亦将金匮肾气丸列入补阳方中，并云："方中附子大辛大热，为温阳诸药之首，桂枝辛甘而温，为温通阳气要药，二药相合补肾阳之虚，助气化之复，共为君药。重用干地黄滋阴补肾，山萸肉、山药补肝脾而益精血，共为臣药。再以泽泻、茯苓利水渗湿，丹皮调血分之滞，三药寓泄于补，制约诸药滋阴助湿之弊。"每读到此，心中不免困惑，既然说附子、桂枝共为君药补肾阳，为何张仲景不称其为肾阳丸呢？金匮肾气丸中孰为君药是一个值得商榷的问题。许多学者认为金匮肾气丸中干地黄当为君药，原方中干地黄用八两，而桂枝、附子仅各用一两，显然附子、桂枝不能作为君药，在大剂量补肾阴药的基础上使用少量辛热之药，取其"少火生气"之意，以阴中求阳。《金匮要略》记载肾气丸主治消渴、微饮、转胞、脚气4种病，4种病的病机均为肾气亏虚、水液代谢失常。金匮肾气丸的原方组成为干地黄八两，山萸肉、山药各四两，茯苓、泽泻、丹皮各三两，桂、附各一两，方中补肾精药物剂量远大于温阳药物剂量，因此说金匮肾气丸为补肾阳方剂有所牵强。

《雷公炮炙论》中记载了干地黄的炮制方法，该书云："采得生地黄，去白皮，瓷锅上柳木甑蒸之，摊令气歇，拌酒，再蒸，又出令干。"由此

可见，古时的干地黄就是现在的熟地黄。

肾气亏虚患者为何还要用大剂量味厚质重的熟地黄？选用山药、山萸肉有何特别之意？肾虚者为何要用茯苓、泽泻利湿之品？为何众多活血药中偏偏要选择丹皮？桂枝、附子不能用来长期补肾的原因何在？要想真正理解张仲景的立法用药意图，还要根据每味药物的特性来分析。一花一世界，一药一心法，金匮肾气丸中必然隐藏着先圣的治肾大法。笔者每读到《金匮要略》中有关金匮肾气丸的几条原文，总是冥思苦想不得其解，通过多年的临证和思考，突然一天有种豁然开朗的感觉。金匮肾气丸中隐藏着张仲景的治肾法则，即通过填补肾精以治本，其中用熟地黄为峻补肾精法，用涩精的山药、山萸肉为涩补精气法，用茯苓、泽泻、丹皮利湿活血为通补精气法，用丹皮既可活血又可清浮游相火为清补法，大剂量厚润之品配以少量辛热温燥之品为辛润补肾法。金匮肾气丸的治肾思路与四逆汤等温肾的附子剂有着本质的区别。附子、肉桂等辛热温燥之品不能作为补肾药长期使用，明晰此理对治肾颇有裨益，正如张仲景《伤寒论·原序》所言："若能寻余所集，思过半矣。"

二、取类比象走马灯，精气阴阳需辨清

要理解张仲景金匮肾气丸的组方思路，首先要辨清肾气、肾阴、肾阳、肾精的生理功能与联系，以及病理状态下四者的演变规律，这对于理解金匮肾气丸的组方思路很有帮助。

肾的主要生理功能是主精，即主精的贮藏、输布、转化、利用、排泄等。《黄帝内经·素问·上古天真论》记载："肾者主水，受五脏六腑之精而藏之。"因此说肾为一身精气之仓库。肾气、肾阴、肾阳均是肾精的功能变化，肾精是化生肾气、肾阴、肾阳的物质基础。肾气具有气化、固摄精气的功能，肾阴具有凉润等功能，肾阳具有温煦、推动气化的功能，三者同源而异名，相互依存制约，可分而不可离。因中医理论过于抽象，在描述陌生事物时人们往往将其与自己所熟悉的事物进行类比，这就是中医

学的取类比象思维。在论述肾的精、气、阴、阳四者间的关系时，可借用生活中人们所熟悉的走马灯做类比，这样就能很形象地说明肾精、肾气、肾阳、肾阴的生理功能与联系。走马灯的转动就好像是人体的气化功能，通俗讲就是人体的新陈代谢，如果它不转了就相当于人死亡了，俗话说人死如灯灭就是这个道理。推动灯旋转的就是热空气，热空气就好像人体的肾气，肾气推动人体五脏六腑的气化。产生热气的是火焰，火焰就好比是肾阳，它是人体五脏六腑阳气之根本，主要起到温煦、推动的作用，能够温煦周身内外，促进人体脏腑功能的运转。那肾阴又是什么呢？肾阴比较隐蔽，它相当于灯芯里真正起到燃烧作用的灯油。肾阴主要起到滋养的作用；肾阳的生理功能的发挥必须要有肾阴参与，只有肾阴滋养和肾阳平衡才能化生肾气，要不然火就熄灭了；肾精相当于瓶子里的灯油，它是肾阴、肾阳、肾气生理功能的物质基础，如果瓶子里灯油少了或没了，那么走马灯就会变慢或停止，这个时候任凭你拧大阀门也起不到什么作用。

病理状态下的肾虚亦有不同层次，有深浅、轻重之别，肾气虚、肾阴虚、肾阳虚、肾精虚背后的病理本质有所关联。一般来说，肾虚早期表现为肾气虚证候，逐渐发展到肾阴虚、肾阳虚，二者出现时多兼有肾气虚证候，但三者背后均隐藏着肾精虚的病理本质。在早期，肾精虚损程度较轻时，人体可以靠自身功能完成代偿，肾气虚、肾阴虚、肾阳虚证候多单独出现；在后期，肾精虚损逐渐加重，肾气、肾阳、肾阴化生的物质基础亏虚，导致肾气虚、肾阴虚、肾阳虚证候多接连发生或合并出现。因此，对于肾虚，辨清气、阴、阳、精的层次至关重要。慢性疾病发展到后期，即使患者肾精出现亏虚，但可能并无典型临床表现，多是肾气、肾阴、肾阳亏虚同时出现，这个时候就要秉承“有者求之，无者求之”的原则推求肾精亏虚的病机基础。

三、 损其肾者益其精， 熟地量大效方灵——峻补肾精法

《难经·十四难》曰：“治损之法奈何？然：损其肺者，益其气；损其

心者，调其荣卫；损其脾者，调其饮食，适其寒温；损其肝者，缓其中；损其肾者，益其精。此治损之法也。”在论述五脏虚损疾病的论治原则时，《难经》给出了治疗大法。针对肾损（也就是肾虚），《难经》提出“损其肾者，益其精”，故对于肾虚患者，补虚救损的落脚点是肾精。关于精亏的治疗原则，《黄帝内经·素问·阴阳应象大论》明确提出“形不足者，温之以气，精不足者，补之以味”，该论述提出肾精虚时需要使用厚味滋腻沉重之品填补，即治下焦如权。金匮肾气丸中重用熟地黄，说其为君药也不为过，方中熟地黄用量为八两，用量数倍于他药，这就昭示了补肾精需要用峻补之法。熟地黄味厚、质重、色黑，为填补肾精第一要药，《神农本草经》谓其主伤中，填骨髓，补五脏内伤不足。清代医家陈士铎在《本草新编》中明确指出熟地黄的补肾功效优于其他药物，云：“然而补肾之药……舍熟地又用何药哉。况山茱萸、牛膝不可为君，而杜仲又性过于温，可以补肾火之衰，而不可补肾水之乏。此熟地之必宜用也。”后世医家将金匮肾气丸中熟地黄的作用归于补肾阴的范畴，这是有局限的。不同剂量的熟地黄的功效有差异，量少如数钱时其主要功效为滋肾阴，而量大如数两以上时其主要功效则为峻补肾精。金匮肾气丸中予重剂八两是使用熟地黄的关键所在，这为后世医家开示了使用熟地黄的不传之秘。《景岳全书·传忠录·论治篇》云：“夫用多之道何在？在乎必赖其力而料无害者，即放胆用之。性缓者可用数两。”当今不少医家畏惧重用熟地黄，特别是对于舌苔厚腻者更不敢用，是因为熟地黄滋腻碍胃。对于此种情况，历代医家早有论述。陈士铎在《本草新编》中提出：“夫痰有五脏之异。痰出脾、肺者，用熟地则助其湿，用之似乎不宜。倘痰出于心、肝、肾者，舍熟地又何以逐之耶。”“用地黄汤而痰消者，往往多能健饭，是熟地乃开胃之圣品也。”清代医家王旭高亦有“夫熟地最能消虚痰，以其能填补肾气而化无形之痰也”的见解。裘沛然先生在其著作《壶天散墨》中说，舌苔厚腻不是使用熟地黄的禁忌证，对于肾虚而气化失用、痰湿内生所致的肾湿，非熟地黄峻补肾精、助气化湿无以消。笔者在临床上使用熟地黄时多从 30 g 起，渐加至 60 g，甚至 90 g。熟地黄性缓，非多用、久用难以奏效。脾虚明显者佐以苍术、陈皮、生麦芽等运脾之品，其他补肾填精之品如巴戟天、菟丝子、覆盆子、紫河车等均可辨证选用。

四、 江河入海缘有堤， 补中收涩精方积——涩补精气法

金匮肾气丸中的山药平补脾肾之阴，山萸肉补肝肾，以此二药为臣药来增加地黄补肾力度。然健脾之药众多，为何独选山药？补肝肾之品更广，为何独选山萸肉？二者与其他健脾、补肝肾药物相比，有什么独特之处呢？肾藏精而不泻，肾精亏损，肾固藏功能必定失常，然需知补肾精贵在积，如只补不固乃是空补，纯补肾不加固涩，则精恢复不易。张景岳云："而精脱于下者，宜固其肾……当固不固，则沧海亦将竭。"叶天士亦曰："非涩无以固精。"山药的主要功能即是补虚损不足、五劳七伤，脾肾双益，其性淡故可祛湿，其性甘平故可久服。《神农本草经》记载山药"主治伤中，补虚羸，除寒热邪气，补中，益气力"。山药性平味甘淡，兼有涩味，故有固涩精气之功效。张景岳谓山药"涩精固肾"，《本草备要》云"山药性涩，故治遗精泄泻，而诸家俱未言涩"，张锡纯谓其"能滋润血脉，固摄气化，宁嗽定喘"，可见山药具有很好的固涩精气之功效。山茱萸酸温而涩，可温补肝肾，涩精固气，《本经逢原》谓其"滑则气脱，涩以收之，山茱萸止小便利，秘精气，取其酸涩以收滑也"。笔者认为张仲景在此处用山萸肉的目的是取其收涩精气的功效，而非以补肝肾为主。综上所述，山药在平补三脏的同时可敛涩精气，山萸肉在补肝肾的同时可收敛脾肾精气，补中有涩惟此二味为最佳。补益精气时在峻补的同时必须结合固涩之品，固涩精气即为补是张仲景金匮肾气丸中隐藏的又一补肾法则，该法非仅仅针对狭义的遗精、滑精之证，凡肾虚之证，在治疗时均当兼用固肾涩精之品，临床上除用山药、山萸肉二药外，还可加用金樱子、炒芡实、桑螵蛸、覆盆子等固精涩气之品。

五、 虚气留滞邪易生， 补中有通效倍增——通补精气法

肾精本虚，张仲景在峻补肾精的同时用茯苓、泽泻利水渗湿会不会耗损阴精?《方剂学》云：“三药寓泄于补，制约诸药滋阴助湿之弊。”该书认为熟地黄的滋腻之性易产生湿邪。正气亏虚之处，更是邪气易于趋往之所，正气亏虚，气化不及，导致痰湿、水饮内生，这就是因虚致实、虚气留滞的病机特点。金匮肾气丸所治痰饮即是因肾气亏虚、水液失于气化而化生，水湿留滞肾络更加影响气血流通，即使大剂峻补效则参半，虚损难复。临床用药之机，常需开合相济，补肾之法，更需通、涩互施，故叶天士云：“非通无以导涩，非涩无以固精。”张景岳在此法的基础上减利湿祛邪之茯苓、泽泻，加入纯补之品而化裁出左归丸、右归丸。邪气去则正气易复，故张仲景在补精涩精的同时佐以通泄之药，此即为通补之法，疏通之药不仅能防补药呆滞，更能增强补药的疗效。唐宗海认为：“利水则阴益畅”“尤妙茯苓、泽泻，虽非生水之正药，而实滋水之要药”。综上所述，肾病无纯虚、纯实，治当根据标本缓急来确定补虚、泻实的比例，通补才能不呆补，补肾才能事半功倍。

六、 海中龙雷贵潜藏， 妄动相火当谨防——清补肾气法

多数人认为金匮肾气丸中用丹皮是取丹皮活血化瘀的功效。若仅是取其活血化瘀之功，为什么在众多活血药中只选丹皮呢？丹皮有何独特之处？这就涉及肾与相火的关系。相火有生理和病理之分，生理状态下的相火生于命门，根藏于肾，命门之火与相火互为体用关系，命门火是体，相火为用，相火寄存于肝木，通过肝的疏泄功能，释放于少阳三焦，而后循行于人体内外。肾为坎水，坎卦两阴夹一阳，即示肾藏相火之理，相火当以潜藏凝降为贵，动而有制发挥温煦人体气化代谢之功能。肾水之中藏有命门相火，肾精充足则命门之火可固摄潜藏，以少火化生生之气。若肾精亏损不能涵养、固摄，则龙雷之火易随三焦上越妄动，成病理之相火，而

为邪火、虚火、贼火，故妄动之相火当防之、清之。丹皮苦寒辛散，不仅能够活血通脉，更能上清妄动之相火。《本草纲目》云："盖伏火即阴火也，阴火即相火也。古方惟以此治相火，故仲景肾气丸用之。后人乃专以黄柏治相火，不知牡丹之功更胜也。"同时具有化瘀通痹与清泻相火功效的药物以丹皮为最佳，这也是张仲景为何从众多活血通脉药中选择丹皮的原因。泽泻苦寒泻下，可引妄动相火下行，同时佐制山萸肉、肉桂、附子等辛热之品以调和寒热。肾精亏虚者未必有热象，而阴虚必多兼火动，有热者可清之，无热者可防之。

七、 东风化雨缘云森， 甘润辛通乾交坤——润补精气法

人有刚柔之别，药有润燥之分，治肾宜用辛润之品，而不可过用辛燥。《仁斋直指方·卷九·虚劳》记载："劳倦之疾，百脉空虚，非滋润黏腻之物以养之，不能实也。古方用鹿角胶、阿胶、牛乳、饴糖……皆虚劳之候也。"滋润黏腻之物是对《黄帝内经·素问·阴阳应象大论》中所言"精不足者，补之以味"的具体应用，性甘柔、沉重之品是治疗肾虚、肾损伤的最佳药物。《仁斋直指方》所言补虚救损用滋润黏腻之物即是受到了金匮肾气丸的影响。金匮肾气丸中用大剂量温润之品，同时用小剂量的辛燥之品如附子、肉桂，整体仍以柔润之品为主，即用的是辛润之法。辛润之法最早载于《黄帝内经·素问》,《黄帝内经·素问·脏气法时论》记载："肾苦燥，急食辛以润之，开腠理，致津液，通气也。"辛温燥烈之品容易耗竭肾阴、肾精，长期单独使用这类药物会对肾造成伤害，这时就需要使用辛润之法，该法能够流动气机，气化津液。辛润的药物有巴戟天、菟丝子、补骨脂等，这类药物性甘柔而能滋补，味辛而能气化，既能复形质又能助气化，可以长期单独使用而不耗伤阴精。

《严氏济生方》云："前贤之书，有单服附子之戒者，正虑其肾恶燥也。既欲用一刚剂，专而易效，须当用一柔剂，以制其刚，则庶几刚柔相济。"长期单独使用辛燥附子时需要添加甘柔阴腻之品，即阴中求阳，这

与盲目大剂量使用干姜、附子治疗肾阳虚的现代火神派有着本质区别。补肾有辛润与辛燥的不同，这就需要分清标本缓急。岳美中云：“在急迫救逆的情况下非仲景四逆辈莫济，是接火续焰，可以暂而不可久，所谓刚剂回阳之法也；在慢性肾阳衰微的情况下，施以温养，是填油壮焰，则须假以时日，是柔剂养阳法也。”即使是善用附子扶阳的彭子益也在其论著中云：“附子纯阳，其性上升。如水寒不大而多用附子，或水不寒而误用附子，附子下咽，能将肾中的阳根拔动而起，使水气从此不能包藏火气，为祸不小。除纯寒之证，不能不用附子外，其内伤之肾阳不足，肾并不寒之证，莫如用甜苁蓉、巴戟天柔润和平益肾之品，以代附子最为妥当。”厚味温润之熟地黄、山萸肉等峻补肾中精血，治的是形质，辛燥之附子、肉桂激发的是肾气，调的是气化。

下面用一个形象的比喻来解释金匮肾气丸的补肾原理。就好比在寒冷长夜，当一个人全身冰冷需要烤火时，金匮肾气丸犹如一盏油灯，少火生气，绵绵不断，补虚治损可久用。四逆汤就像一只打火机，瞬间可激发人体肾气，当人体寒邪内盛、阴盛阳衰而欲脱之时，四逆汤祛除阴寒之邪而振奋阳气以拯危救逆，短时间使用可使人摆脱危急情况，但持续长时间使用易耗竭精气、阴津，故待危急情况一过则需要及时加入阴柔之品，不可将四逆汤作为补虚之品久用。

对于一个方剂的理解，我们需要从古人的初始立法用意来分析，而不能运用后有的知识体系去重新分析，更不能根据具体组成药物的功效累加来定义某个方剂的功效，应从方药的配伍中寻求隐藏的法则。金匮肾气丸中隐藏着张仲景的诸多治肾思想，所蕴含的峻补肾精法、涩补精气法、通补精气法、清补肾气法、润补肾气法是辩证统一的有机整体，对于一些慢性虚损疾病肾元虚衰者，灵活运用其中的治肾法则尤其重要。金匮肾气丸章法有度，缓图而建奇功，补虚以祛邪，结合临床去揣度古人的组方法则，举一而能反三，观一叶而知秋，才能活学巧用。

第十二章　肾病治湿莫忘肝，巧选风药善用酸

湿邪是慢性肾脏病的主要病理产物，湿为阴邪，故临床治疗多用辛燥宣通之品以行气化湿，治湿禁用阴柔滋腻助湿之品。根据既往所学的知识，多数人认为酸性收敛，酸甘化阴，容易化湿留邪，正因为如此，治疗湿邪时一般忌用酸味药物。这个观点合理吗？风药在慢性肾脏病中应用广泛，风能胜湿，风药能消蛋白，风药和厥阴肝木有什么关系呢？本章就和大家探讨一下这两个问题。

首先分析一下古人创制的几首治湿邪方剂：实脾饮、鸡鸣散、金匮肾气丸。实脾饮是严氏《济生方》中治疗阴水的方剂。该方用于治疗中焦阳虚，土虚不能制水，水液失于气化而导致水湿泛滥的阴水。该方在用茯苓、干姜、附子、槟榔等温阳化水行气的同时，加用了酸温的木瓜。严氏为什么在治水饮内盛证时用木瓜呢？仅是为了佐治辛燥伤阴吗？鸡鸣散是《朱氏集验方》中治疗脚气的方剂，其治疗针对的主要病机即是寒湿邪气内盛，下注足胫，导致患者足胫肿重无力，行动不便。鸡鸣散在用苏叶、吴茱萸、桔梗、槟榔行气化水的同时也用了木瓜，朱氏也是用木瓜佐治辛燥伤阴吗？金匮肾气丸选用了酸温的山萸肉，多数人认为方中山萸肉的功效为增强熟地黄补肝肾的作用。补肝肾的药物这么多，为什么要选用酸温收涩的山萸肉呢？古人云："不究理者不可以为医。"下面笔者就从医理的角度回答以上问题。

一、 肝木体阴而用阳， 疏泄收敛两不妨

一次笔者外感发热，待热退后，两胁部阵发抽搐性疼痛，痛时手不能触碰，触之则痛甚，皮肤无任何改变。先用家中的扶他林外用止痛无效，因想到针灸止痛效果好，故请针灸专家进行针灸治疗，针后半小时疼痛大大减轻，但半小时后抽痛如故。笔者经过思考后给自己开方如下：白芍 60 g、当归 10 g，结果 1 剂药服用 2 次后，疼痛完全消失且未再发作。胁痛而手不可按，当为肝气郁滞之实证，但是郁滞之因是发热后耗伤肝血，血虚故也，因此用大量白芍入肝以养肝，少佐当归养血。处方机理就是基于肝脏体阴而用阳的生理特点。《黄帝内经·素问·阴阳应象大论》曰："阴在内，阳之守也，阳在外，阴之使也。"肝脏的生理功能是肝脏阳气作用的表现，用阳是建立在体阴的基础之上的。肝脏为藏血之脏，阳气的疏泄功能以阴血为体，阴血是化生和濡养肝气的物质基础，且阴血可制约肝之阳气升动，防止其升发太过。肝木不仅有疏泄之功，同时还有收敛之能，这个收敛的作用即是以肝藏阴血为基础。清代周学海在《读医随笔》中有"肝之味酸""肝藏血，非肝之体能藏血也，以其性敛故也"的论述。疏泄和收敛都是肝脏生理特性的一部分。

脏腑气机的流畅直接关系到其气化功能的发挥。厥阴肝木性升发、善动，可以疏畅全身气血，促进脏腑气化活动。肝木受病可以导致其他脏腑气化功能失常，气血津液运行受阻不畅，从而引发诸多临床疾病。清代医家魏玉璜在《续名医类案·瘍症》中说道："夫肝木为龙，龙之变化莫测，其于病也亦然……肝为万病之贼……殆以生杀之柄，不可操之人耳。"魏玉璜之后的医家王孟英论述道："五气之感皆从肺入，七情之病必由肝起。此余夙论如此，魏氏长于内伤，斯言先获我心。盖龙性难驯，变化莫测，独窥经旨，理自不诬。"水湿的产生与肺、脾、肾三脏关系最为密切，这是教材上反复强调的，然而厥阴肝脏病变亦可导致湿邪的产生和缠绵不愈。水液代谢是否正常主要涉及两个方面，一是水道气机是否通畅，二是

脏腑气化动力是否充足，而水道气机受厥阴肝脏所调控，参与水液代谢的脏腑尤其是脾脏受肝脏的影响很大。慢性肾脏病迁延不愈，患者多情志抑郁不畅，肝木受制，肝脏病变则会导致水道气机不畅，脏腑气化功能受阻，导致内生水湿更难消除。

二、酸味泻肝滋肝体，条达肝木畅气机

关于五味的功效《黄帝内经》中早有论述，该书认为酸入肝，性收敛，能够补益肝气。《黄帝内经·灵枢·五味论》云“酸入于胃，其气涩以收”，《黄帝内经·素问·生气通天论》云“是故味过于酸，肝气以津，脾气乃绝”。这里的“肝气以津”是倒装句结构，也就是津肝气的意思，“津”是滋养、滋润的意思。酸味不仅能够收涩，同时还有通达之性，《黄帝内经·素问·阴阳应象大论》云“辛甘发散为阳，酸苦涌泄为阴”，这里提到酸苦具有涌泄的功能，如酸能软坚散结、酸能涌吐痰涎均属于通泄的范畴。明代李中梓在《本草通玄》中云：“酸者入肝，束而收敛。”酸味药于收敛之中也有通达之性。

酸味药是补肝还是泻肝呢？目前有 2 种看似矛盾的观点。第一种观点认为酸泻肝，如《黄帝内经·素问·脏气法时论》云：“肝欲散，急食辛以散之，用辛补之，酸泻之。”顺其性为补，逆其性为泻。肝性喜条达，肝气最易郁结，辛能发散条达肝气，而酸味收涩，可收敛肝气，在用辛味发散肝气的同时佐以酸味收涩，可以防止肝气发散太过。这里所说的泻肝，主要指泻多余之肝气。第二种观点认为酸补肝，如《金匮要略·脏腑经络先后病脉证第一》云：“夫肝之病，补用酸，助用焦苦，益用甘味之药调之。”酸甘化阴，能够滋养肝阴、肝体，肝脏阴血亏虚时则非酸甘之品不能补。如果从肝脏体阴用阳 2 个方面来看酸泻肝和酸补肝，则 2 种观点可以统一。

《黄帝内经》中七篇运气大论亦论述了四气五味在运气学说中的应用。《黄帝内经·素问·至真要大论》云：“司天之气……湿淫所胜，平以苦

热，佐以酸辛，以苦燥之，以淡泄之……寒淫所盛，平以辛热，佐以甘苦，以咸泄之。”《黄帝内经·素问·至真要大论》又云：“诸气在泉……湿淫于内，治以苦热，佐以酸淡，以苦燥之，以淡泄之……寒淫于内，治以甘热，佐以苦辛，以咸泄之，以辛润之，以苦坚之。”太阴司天之湿和在泉之湿总的治疗原则为以味苦性热之品，合以苦燥淡渗之味，区别之处在于司天佐以酸辛，在泉佐以酸淡。治病当据其势顺势而行，司天为上半年湿气笼于上，故以辛味宣发肺金以化湿，在泉为下半年湿气生于下，故以淡味从下引而渗湿。宋代陈无择《三因极一病证方论》据此制定运气方16首，其中丑、未之岁太阴湿土司天、太阳寒水在泉选用备化汤。备化汤原方药物组成为木瓜、茯苓各一两，牛膝、附子各三分，熟地黄、覆盆子各半两，甘草一钱，生姜三钱。该方中木瓜酸温，养肝体泻肝用以达到疏通脾土的作用；茯苓甘淡，健脾利湿；牛膝苦酸，可补肾水；附子大热辛燥，温热以祛寒邪；湿土胜于肾水，则以熟地黄甘温、覆盆子酸甘温补肾填精固本。太阳司天、太阴在泉选用静顺汤。静顺汤原方药物组成为茯苓、木瓜各一两，牛膝、附片各三钱，诃子、防风、甘草、炮姜各半两。该方同样选用木瓜以柔养肝木，用茯苓健运脾土，淡渗水湿，用辛热燥的附子、炮姜加强温散内寒作用，特别是在太阴湿土司天时选用酸温的覆盆子、阴柔厚味的熟地黄来补肾填精，这提示我们在治疗慢性肾脏病时应重视疏肝柔肝和填补肾精。

三、 辛味生风助肝用， 升发除湿运中宫

风药，是指味薄气轻、性行善动、具有轻扬、上升、发散之性的中药。金元时期易水学派名医张元素在《医学启源·药类法象》中将药物分为风升生、热浮长、湿化成、燥降收、寒沉藏5类，并在风升生下解释风类药即是“味之薄者，阴中之阳，味薄则通”，其后列举的药物有防风、羌活、升麻、柴胡、荆芥、白芷等一类味辛气薄之药。顾名思义，风药之所以以风冠名，是因其功效有像风一样之特性，风具有燥、升、发、散4

种主要作用，即风能胜湿，风能升阳开泄，风能疏泄通达气机。这里强调的功效即是风能胜湿，有关风胜湿的论述最早可追溯到《黄帝内经·素问》，《黄帝内经·素问·阴阳应象大论》记载："湿伤肉，风胜湿。"这可能是启发后世医家发挥风药特性的源头。

风药之所以能够疏通、升发人体气机，发挥燥湿、化湿功能，是与人体厥阴风木的功能有密切关系的。风药辛散宣通，其作用靶点直接对应着人体厥阴风木。风药能够开泄肝气，疏通人体气机，促进脏腑自身气化，并具有疏泄脾土的功效，能够使机体清升浊降，从而祛除重浊黏滞之湿邪。明代李中梓言："湿为土病，风为木气，木可胜土，风亦胜湿。"他认为在五行制化中木克土，故风能胜湿。风药还有一个最基本的功能就是祛风，这里的风包括内风和外风，而其祛风之效亦需借助厥阴风木才能发挥。风邪与慢性肾脏病的发生关系密切，很多慢性肾脏病患者在外感风邪之后出现蛋白尿，这个时候使用祛风解表药可以有效祛邪。慢性肾脏病后期多生内风，内风鼓荡，可以壅遏气机，导致三焦气化不利，水湿痰浊易生，日久入络，可以导致瘀血内生，这个时候风药可以疏导内风，引邪外出，从而有效改善慢性肾脏病患者的水肿、蛋白尿及血尿症状。

中医在治疗湿邪的时候多重视肺、脾、肾三脏，但也不能忽视厥阴风木的重要性。在治疗湿邪时，古人多在苦温、燥渗的基础上使用酸辛或酸淡之药，或是选用木瓜、牛膝等酸温或酸平之品。为什么治湿邪要选用酸味中药呢？因湿邪泛溢脾土必然反侮肝木，风木受抑不能正常发挥其疏通脾土的功效，导致湿邪更盛。风木为病，当首选酸甘之品养肝体，并泻肝过旺之气，恢复肝木自身生理特性，自能疏通脾土而达到化湿的目的。这就不难理解为什么古人在治疗阴水的实脾饮、在治疗脚气水肿的鸡鸣散、在治疗痰饮的肾气丸中选用山萸肉了。这些古方蕴含着古人严谨的组方思维。

第十三章　慢性肾脏病风药谈

近几年，风药被用来治疗包括慢性肾脏病在内的多种内伤杂病，以达到升阳、疏肝、宣郁、透邪的目的。现代温病大家赵绍琴和伤寒大家刘渡舟善用风药来治疗慢性肾脏病。赵绍琴先生善用含有辛凉风药蝉蜕、僵蚕的升降散来治疗火郁型的慢性肾脏病，刘渡舟先生善用由人参败毒散化裁而来的荆防肾炎汤来治疗慢性肾炎。荆防肾炎汤中有大量风药，如荆芥、防风、柴胡、前胡、羌活、独活、枳壳、桔梗、川芎等，除了治疗慢性肾炎，该方也广泛用于肾病综合征等多种慢性肾脏病。风药到底是一种什么样的药？其治疗慢性肾脏病的临床机制有哪些？下面就谈一下笔者的认识。

一、 风药的前世今生

首先介绍一下风药的概念与由来。风药主要是指味薄气轻，性行善动，具有轻扬、上升、发散之性的中药。《金匮要略》中所载治疗“虚劳诸不足，风气百疾”的薯蓣丸开创风药治疗疾病的先河，其后的《小品方》《千金方》《外台秘要》《太平惠民和剂局方》等书中均记载了大量风药方剂。金元时期易水学派名医张元素根据五行生、长、化、收、藏的运行特性，在其著作《医学启源・药类法象》中将药物分为风升生、热浮长、湿化成、燥降收、寒沉藏 5 类，并在“风升生”下解释风类药即是“味之薄者，阴中之阳，味薄则通”，其后列举了防风、羌活、升麻、柴胡、荆芥、白芷等味辛气薄之药。最后还需要强调一下，根据同气相求的理论，古人认为具有祛风邪作用的药物，如祛风湿的藤类药物、祛内风的虫类药物等，同样归属于风药。

善用风药，并将风药的应用发挥到极致的医家当数金元时期的李东垣。李东垣所生活的年代正是《太平惠民和剂局方》盛行的时期，这一时期的风药理论对李东垣产生了很大影响。李东垣在《内外伤辨惑论·卷中·肾之脾胃虚方》中阐明了用风药治湿的原理："今客邪寒湿之胜，自外入里而甚暴，若以淡渗之剂利之……兹以升阳之药，是为宜耳。"另外李东垣也用风药入肝来升发一身之阳气，他说："以诸风药升发阳气，以滋肝胆之用，是令阳气生，上出于阴分。"风药具有升发、向上、向外之特性，经配伍组方可起到升阳、胜湿、散火、疏肝、引经等作用。李东垣利用风药理论治疗各种内伤杂病，在其著作中所载的420多首方剂里，有1/7的方剂是以风药命名，有3/5的方剂中含有风药。代表李东坦学术思想的升阳三方、补脾胃泻阴火升阳汤、清暑益气汤等方中均有大量风药，可见李东垣对风药的重视程度。另一位金元时期的医家朱丹溪针对当时医生不会变通应用《太平惠民和剂局方》中的方子的问题，写下《局方发挥》来批判滥用辛燥药物的现象。他虽然针砭了时弊，但也给后人留下了畏用辛燥风药的后遗症。清代叶天士发展了温病理论，使温病学说大为流行，温病学派的学术特色就是以滋阴为主，重视滋阴、清热泻火之法，反对应用辛燥、辛热药物，于是多辛多燥的风药被视为害人无穷的毒药，导致其被严重忽视。

二、 风药的临床功效探讨

风药的生理特性为燥、升、散、通，即风药能够疏通、升发人体气机，发挥燥湿、化湿功能，能够开泄肝气。下面从燥、升、散、通4个方面对风药生理特性进行具体介绍。

燥，即燥湿，古人云"风胜湿"。有关风胜湿的论述最早可追溯到《黄帝内经·素问》,《黄帝内经·素问·阴阳应象大论》记载："湿伤肉，风胜湿。"这可能是启发后世医家发挥风药理论的源头。风药能够疏泄脾土而使机体清升浊降，从而祛除重浊黏滞之湿邪。明代李中梓言：“湿为土病，风为木病，木可胜土，风亦胜湿。”他认为在五行制化中木克土，故风能胜湿。湿邪胶固难化，除人们所熟知的治湿三法——芳香、苦温、淡渗祛湿外，还有容易被人们忽视的风能胜湿法。自然界中大地之湿蕴于土，风吹日晒是大地干燥的主要途径，风能起到疏通土气、干燥土壤的作用，取类比象，风胜湿邪即是此理。厥阴风木与太阴湿土是相克关系，木能胜土，风能胜湿，乃五行相胜之理。具体来分析，风药之所以能胜湿，是基于辛温能散、能透、能通调周身气机、能疏调三焦及透达腠理的基本特性。基于这些特性，李东垣用风药来治疗脾虚所生之湿，并由此演化出一系列治湿方剂，如羌活胜湿汤、除风湿羌活汤、升阳除湿汤等。

升，即升阳、升清。从四季归属而论风属春，春风吹醒万物，自然界阳气开始向上、向外升发，天气清和，万物开始生长。风所对应的脏腑即肝，肝之气升于左，肺之气降于右，脾胃斡旋中土。人身之气周流，有赖于肝木升发之气。风药轻清上浮，入肝能升肝阳，继而带动脾胃清阳之气升发。临床中常见气机升降失常所致清阳不升，患者出现泻利、腹胀、纳呆、脘胀这些清阳不升、浊阴不降的病症。治疗这些病症首先要先疏调气机，升发清阳，清阳升上去后则一系列症状随之自止，药用柴胡、升麻、葛根、防风之类。尤其防风一药，内外杂症多用之。防风辛甘温，入肝、脾经，辛能散肝，香能舒脾，风能升阳，因此防风被李东垣奉为理脾要药，疏肝调胃非此不行。

散，即散邪、散风、散火。与升向上走的特性相比，散有向四周发散透达的特点。风药多辛，辛能散、能走、能通，具有辛散、走窜、宣通之性，作用于人体则能够开启玄府、畅通腠理、散通郁结，具有疏通脉道、通畅津液、调和营卫功效。风药之所以能够祛除风邪也是因为散这个特性，若人体肌表外受风邪，卫表则被邪闭而不能宣通畅达，这个时候风药就可以解表散邪，疏通卫气郁闭，使人体营卫和、腠理畅开。风药发越腠理以散邪同样可运用于内伤杂病，火热之邪内郁，且腠理闭郁者，都应该先打开腠理、疏通气道，火郁发之即是透天窗以祛邪的应用。内伤所病之内风，亦需风药入络带邪外出，对于阴虚阳亢之内风或热极所生之风，可用辛凉之风药，如桑叶、菊花、蝉蜕、僵蚕等入络息风。

通，疏通，即通行经络、疏通痹阻。风药必兼辛味，辛能散、能走、能通。风湿痹阻经络而导致的一系列疼痛、麻木症状，非祛风除湿之风药不能除。通经活络是风药的基本功效，各种原因引起的经脉郁滞，均可辨证选用风药。风药虽然多走表位，但同时也具有活血化瘀的功效，对于这些特殊功效，历代本草中有不少论述，如《神农本草经》记载麻黄能“破癥坚积聚”。麻黄辛苦温，在解表发汗的同时又具有活血消癥瘕的功效；荆芥辛温，能“主寒热……下瘀血”；羌活祛风活血，《本草经解》言其“可以散血也”；桑叶亦有活血的功效，《本草拾遗》谓其可以“去老风及宿血”，《日华子本草》谓其“治一切风并扑损瘀血”。关于风药活血的功效，我们在临床中可以具体体会，并尝试着拓展其临床应用。

三、 风药在慢性肾脏病治疗中的应用

风药之所以能在慢性肾脏病治疗中发挥作用，主要原因就是风邪参与了慢性肾脏病的发病。《黄帝内经·素问》中记载有风水、肾风的疾病。《黄帝内经·素问·水热穴论》言：“勇而劳甚，则肾汗出。肾汗出逢于风……本之于肾，名曰风水。”风水类似于现代医学的急性肾小球肾炎，是由于风邪侵袭肺卫，使内不得通，外不得泄，客于腠理，水道失调而发。《黄帝内经·素问·奇病论》记载：“有病痝然如有水状，切其脉大紧，身无痛者，形不瘦，不能食，食少，名为何病？岐伯曰：病生在肾，名为肾风。”从肾风的病机，即风邪入里，客于水脏，水液代谢失常，导致水湿外溢而发水肿来看，肾风极似现代医学的肾脏病。从以上内容可以看出，风邪既有外感之风，又有内伏之风，很多慢性肾脏病患者蛋白尿的症状起于外感风邪之后，后期多兼生内风，内风鼓荡，可以壅遏气机，导致三焦气化不利，水湿痰浊易生，日久入络，从而导致瘀血内生，患者蛋

白尿或血尿反复不愈。风药治疗肾病的原理亦是基于风邪所特有的燥、升、散、通的特性。下面从风药的 4 个特性出发来具体论述风药在慢性肾脏病治疗中的临床应用。

1. 风药能够辛燥水湿

肾主水液代谢，肾病则水液代谢失常而产生湿邪，因此湿邪是所有慢性肾脏病发病过程中的必然病理产物。在临床中内有湿邪最常见的症状为水肿、身困乏力、舌体胖大、舌苔白腻或水滑，湿邪是慢性肾脏病治疗过程中需要解决的主要问题之一。风药之所以能胜湿，主要因辛能宣通、辛能燥湿。治疗里水的越婢加术汤选用风药麻黄，麻黄辛苦温，能宣肺以开腠理、通调水道，从而达到消除水肿的目的。又如治疗脚气水肿的鸡鸣散中就有风药苏叶，苏叶辛苦温，可宣肺利湿。在慢性肾脏病的治疗过程中常加入荆芥、防风、羌活、独活等入肺经、膀胱经的风药，这些风药辛温燥湿，既可宣畅肺气以通调水道，又可通达太阳膀胱经。除此之外，在治疗慢性肾脏病时还可酌情加入天麻、钩藤、鸡血藤。此 3 味药入肝经，可搜风祛湿，以加强祛湿的功效。下面介绍一例加用风药治疗多囊肾引起的肾功能不全的病例。

董某，男，43 岁。2018 年 3 月因患多囊肾 10 年、肾功能异常 5 月余就诊。患者 10 年前进行肾脏超声检查提示双肾多发囊肿，囊肿较大者直径为 1.0 cm，因尿常规、肾功能未见明显异常，未予特殊处理，后定期复查发现囊肿逐渐增大。2017 年 10 月查肾功能发现血肌酐高达 150 μmol/L，后就诊于北京某医院，复查结果示血肌酐、尿酸值仍高，被诊断为慢性肾功能不全（CKD3 期）、多囊肾。患者自觉精力差，易疲乏，后背发胀并牵及两胁，无明显腰痛、腰酸等不适，无双下肢水肿，口干多饮，二便调，舌质红，苔白腻。有家族史，患者哥哥也患有多囊肾。患者 2018 年 3 月 6 日行肾脏超声检查，示双肾体积增大，形态失常，双肾内布满多个大小不等的无回声区，右侧较大者 6.4 cm × 3.6 cm，左侧较大者 4.0 cm × 3.1 cm。

辨证为肾虚肝郁，痰瘀互结。以补肾平肝、祛湿化瘀通络为治法。中药处方：天麻 20 g、钩藤 10 g、川牛膝 20 g、土鳖虫 10 g、烫水蛭 6 g、醋鳖甲 15 g、熟地黄60 g、酒萸肉 20 g、黄芪 60 g、鸡血藤 30 g、海金沙 15 g、醋鸡内金 30 g、鹿角胶 6 g。持续服用中药半年，同时嘱患者优质低蛋白饮食，注意休息，避免劳累、感染，监测血压。半年后患者血肌酐降为 119 μmol/L。请同一位超声医生做肾脏超声检查，检查结果示右侧较大的囊肿缩小为 5. 3 cm×3. 3 cm。

多囊肾患者因先天禀赋不足，体内湿聚成饮，积饮成痰，从而形成痰聚饮停之证；虚气留滞，血行不畅而成瘀；痰浊、瘀血、水饮互结，导致巢囊痞块。由此可见，多囊肾的发生与风邪无关。但是笔者在为该患者进行治疗时用了天麻、钩藤、鸡血藤 3 味中药，这是因为痰湿之邪已成巢囊痞块，非单纯化湿之品可消，加用这些风药可搜经络之风而加强祛经络湿邪的作用。天麻、钩藤主入肝经，长于平肝息风，《本草新编》谓天麻“疗风祛湿”，谓钩藤“去风甚速”，鸡血藤可以祛风胜湿，将 3 味风药一起用在多囊肾的治疗中取得了意想不到的疗效。

2. 风药能够升清泄浊

慢性肾脏病发病过程中患者常出现清阳不升、浊阴不降的情况，清气不能上升以滋养头窍，浊气不能下降而停留于中下焦，最终导致清浊相干，患者出现乏力倦怠、恶呕纳差、头部昏沉、腹胀便秘等不适。这个时候选用轻扬上达的风药，能够升清，清升而浊自降。慢性肾脏病发展到肾功能不全时，可用著名的方剂升降散。升降散中大黄苦寒通降，配伍蝉蜕、僵蚕辛凉而轻清上浮，加大了泄浊的功效。其他风药如羌活、独活、柴胡、升麻均可起到升清阳的作用，慢性肾脏病患者出现腹胀、便溏、身困乏力等清阳不升的症状时，均可酌情择用上述药。下面通过笔者治疗的一例病例予以说明。

马某，女，40 岁。2019 年 1 月 11 日初诊。因口干、多饮、多尿 15

年，双下肢水肿5月余就诊。患者15年前出现口干、多饮、多尿、形体消瘦，多次测空腹血糖>7.0 mmol/L，餐后2 h血糖>11.1 mmol/L，被诊断为2型糖尿病。口服瑞格列奈2.0 mg，每日3次，口服二甲双胍0.5 g，每日3次，每晚皮下注射甘精胰岛素10 IU控制血糖。此次就诊前5个月，患者劳累后出现双下肢水肿，尿中泡沫增多，未予重视，1个月前患者自觉双下肢水肿加重，行肾穿刺，被诊断为结节硬化性糖尿病肾小球硬化症，医生予降糖、降压、护肾等对症支持治疗，治疗后尿蛋白数量不减。2018年12月26日尿常规检查示尿潜血2+，尿蛋白4+，24 h尿蛋白定量值为8195.4 mg/24 h。诊见乏力，畏寒，眼睑、双下肢水肿，无口干，时有心慌胸闷，腰部酸困，纳眠可，小便量可，泡沫多，大便日1次，不成形。舌质淡，苔薄白，边有齿痕，脉濡弱。患者原降糖、降压基础治疗不变。中药处方：黄芪120 g、熟地黄60 g、山药30 g、麸炒芡实50 g、酒萸肉30 g、茯苓30 g、金樱子20 g、麸炒白术20 g、鸡血藤30 g、白花蛇舌草30 g、桂枝10 g、醋鳖甲15 g、三七6 g。14剂，每日1剂，水煎，分2次服。嘱患者低盐、低脂、优质低蛋白饮食，监测空腹及三餐前后血糖，监测血压。

2019年1月25日复诊。患者晨起服用降压药2 h后，体位改变时自觉胸闷憋气，纳一般，餐后腹胀，排气多，大便日2~8次，不成形，无腹痛。舌质淡，苔微腻，边有齿痕，脉濡缓。原方加姜黄6 g、炒僵蚕10 g、蝉蜕6 g、蜜麻黄6 g。30剂，每日1剂，水冲服，分2次服。

2019年2月19日三诊。查血常规示血红蛋白101 g/L；尿常规示尿蛋白3+，24 h尿蛋白定量值为5931.3 mg/24 h。诊见疲倦乏力，眼睑、双下肢水肿明显减轻，小便泡沫较前减少，大便日1次，成形，体重在1个月内下降了5 kg，24 h尿蛋白定量值在1个多月内下降了2264.1 mg/24 h。

此病例中的患者为中年女性，患者慢性起病，病史15年，肾穿刺明确诊断为结节硬化性糖尿病肾小球硬化症，消渴病肾病诊断明确。目前关于消渴病肾病的病机有毒损肾络说、脉络病变说、脾失健运说、血瘀说、微型癥瘕说等，在此基础之上结合临床治疗体会，笔者提出精损络痹假说。在治疗时需填精通络，考虑到浊毒内蕴影响脾胃气机升降，治疗中要配以升清降浊之法。患者复诊时时有胸闷喘憋，餐后腹胀、泄泻，这些症状提示病机为浊毒内蕴，浊毒内蕴影响脾胃气机升降。在治疗时加用清代温病大家杨栗山创立的升降散以升清降浊、调畅气机。升降散原方：酒炒白僵蚕二钱、全蝉蜕（去土）一钱、广姜黄（去皮）三钱、生川大黄四钱。方中白僵蚕为君，全蝉蜕为臣，广姜黄为佐，生川大黄为使。白僵蚕味辛气薄，行气之力较强，善行气除湿，且其得天地清气，可调畅一身气机，上乘载气可清热除烦，令清阳得升，浊阴自降，痰浊凝结之邪自除，故可用于治疗湿热内盛、心烦痞满之证；全蝉蜕甘咸寒，吸风得清阳之真气，饮露得太阴之精华，故可祛风胜湿，涤热解毒，为阳中之阴；广姜黄乃辛苦大寒之物，攻伐之性峻烈，善行气散结解郁；生川大黄苦寒降泻，可清热降火，通腑逐瘀，上下通行，推陈致新。白僵蚕、全蝉蜕皆为升浮之品，旨在升阳中之清阳，广姜黄、生川大黄皆为降泻之品，既走气分，又行血分，旨在降阴中之浊阴。该患者服用大黄后溏泻，故复诊时笔者调整了方子，加入升降散时去掉了大黄，原因是大黄苦寒通便之力较强，故有碍清气上升。笔者开具的中药一般会使患者大便每日不超过 2 次，原因是降浊治疗控制在了使邪去正不伤的程度，这样对肾脏功能的恢复最有利。这也与李东垣在《脾胃论》中提出的只有脾气升清、谷气上升时元气才能充足，否则元气虚弱而为诸病的观点相似。该患者复诊时笔者在处方中少佐辛温之麻黄，是为了开宣肺气，通调水道以利肿消。经过治疗，该患者泄泻症状明显缓解，大便日 1 行，质软成形，双下肢及眼睑水肿减轻。短短 1 月余，患者的 24 h 尿蛋白定量值下降了 2264. 1 mg/24 h，患者也在绝望之中找到了希望。

3. 风药能够散透宣疏

风药多辛通，对于伏藏于里的病邪，风药可以起到透邪外出的作用。

慢性肾脏病特别是 IgA 肾病患者大多会出现郁热内伏所致的心烦急躁、舌红咽痛等湿热内郁证候，选用风药可以发散郁热，透邪外出。升降散中的僵蚕、蝉蜕即是辛凉风药发散郁火的代表，其他如金银花、桑叶、菊花、薄荷等辛凉透发之品均可应用到湿热内郁证候中。下面介绍应用风药治疗 IgA 肾病的病例。

马某，女，4 岁余。2019 年 5 月 17 日初诊。因颜面、双下肢水肿 2 月余，腹水 1 月余就诊。患者 2019 年 2 月 24 日出现发热，家长给患者服布洛芬后患者退热。2019 年 3 月 4 日外出游玩后患者再次出现眼睑、双下肢水肿，伴尿量减少、尿色深、尿中泡沫，无发热、咽痛、咳嗽、咳痰，无腹痛、腹泻，无疮疡，就诊于北京某医院，查尿常规示尿蛋白 3 +，尿潜血 3 +。2019 年 3 月 6 日患者水肿加重，伴发热，体温 39 ℃，医生予以抗感染治疗（具体药物不详）。2019 年 3 月 12 日患者住院并行全面检查，查 24 h 尿蛋白定量值为 4401 mg/24 h，血清白蛋白 15 g/L，甘油三酯 2.85 mmol/L，血压 125/80 mmHg，该患者被诊断为肾病综合征（肾炎型），医生予静脉滴注甲泼尼龙冲击治疗，后改口服醋酸泼尼松10 mg，每日 3 次，联合氢氯噻嗪、螺内酯利尿降压。2019 年 4 月 8 日患者因出现腹部胀满再次住院，查体示眼睑浮肿，咽部略充血，扁桃体 I 度肿大，腹部膨隆，双下肢指凹性水肿，超声检查提示腹腔积液，行肾穿刺检查示局灶增生性 IgA 肾病，先后予以激素联合环孢素、激素联合他克莫司、激素联合吗替麦考酚酯治疗。来笔者处就诊时患儿诉小腿疼痛，站立困难，不能行走，晨起眼睑浮肿，腹部胀满，纳眠可，小便色黄，大便日 3 ~ 4 行，成形。舌质淡，苔白，脉细数。2019 年 3 月 13 日生化检查示白蛋白 15 g/L，总胆固醇 10.64 mmol/L，甘油三酯 2.85 mmol/L。2019 年 3 月 14 日复查 24 h 尿蛋白定量值为 4401 mg/24 h。现外院调整后的用药为：双日口服醋酸泼尼松 30 mg，单日口服 5 mg；口服吗替麦考酚酯 0.125 g，每日 2 次；口服苯磺酸氨氯地平 2.5 mg，每日 1 次。外院诊断为肾病综合征、局灶增生性 IgA 肾病、高血压。笔者辨证为肺脾肾虚、湿热内蕴，治以补肾健脾、疏风清热。中药处方：骨碎补 10 g、熟地黄 15 g、山萸肉 10 g、山药 10 g、炒白术 5 g、防风 6 g、僵蚕 5 g、蝉蜕 3 g、川断 10 g、旱莲草6 g、藕节炭 6 g、炙水蛭 2 g、猪苓 10 g、生甘草 3 g。每日 1 剂，水煎100 ml，分 2 次服，连服 14 剂。嘱患者低盐、低脂、优质低蛋白饮食，避免感染。

2019 年5 月31 日复诊。2019 年 5 月20 日生化检查示白蛋白 24.5 g/L，总胆固醇 10.53 mmol/L，甘油三酯 1.58 mmol/L；24 h 尿蛋白定量值为 3321 mg/24 h。患者于 2019 年 5 月26 日受凉后出现发热，体温 38.2 ℃，伴咳嗽、咳痰黄稠，流清涕，家长给患者服头孢地尼、奥司他韦、小儿退热颗粒后，患者体温恢复正常，现仍咳嗽、咳黄痰，流黄涕，颜面水肿，双下肢无水肿，腹部膨隆，叩诊移动性浊音阴性。纳眠可，小便量正常，有泡沫，大便日 2～3 行，成形。舌淡红，苔白，脉细数。中药处方：蜜百部 4 g、蜜枇杷叶 4 g、蜜桑白皮 5 g、炒莱菔子 10 g、防风 6 g、僵蚕5 g、蝉蜕 3 g、金银花 6 g、蜜紫菀 3 g、前胡 3 g、茯苓 10 g、熟地黄 10 g。14 剂，每日 1 剂，水煎 100 ml，分 2 次服。

2019 年6 月14 日三诊。2019 年6 月6 日生化检查示白蛋白 27.1 g/L，总胆固醇 7.35 mmol/L，甘油三酯 1.61 mmol/L，24 h 尿蛋白定量值为 2822 mg/24 h。患者服药后咳嗽、咳黄痰、流黄涕症状消失，现无颜面、双下肢水肿，近期体重无明显增加，小便泡沫多，大便日 2～3 行，排便量少，成形。舌尖红，苔白，脉细数。目前患者病情平稳，仍在持续治疗中。

患者急性起病，病史约 3 个月。初起患者颜面及双下肢水肿，伴泡沫尿，行肾穿刺明确诊断为局灶增生性 IgA 肾病。局灶增生性 IgA 肾病属于中医水肿的范畴。患者为学龄前儿童，脏腑娇嫩，形气未充，易感外邪，而湿热毒邪是 IgA 肾病主要的始动因素，且患者在治疗过程中长期服用激素，使得热毒郁滞更甚。肺脾肾虚是其发病的内因。对于该患者的治疗，在健脾补肾的基础上凉血散邪。为其开具的处方中含有补肾健脾之药，如补肾益精药骨碎补、熟地黄、山萸肉、山药、川断，健脾利水之药如炒白术、猪苓等，视病程缓急决定其用量，以治其本；选用水蛭、旱莲草、藕节炭凉血通络以治其标。需要强调的是应用防风、僵蚕、蝉蜕以散邪透热至关重要，其中僵蚕兼有化痰消坚之功，蝉蜕有透疹止痒之效，两药合用适用于急、慢性肾炎合并急慢性扁桃体炎，咽峡部淋巴滤泡增生，两药既能控制上呼吸道感染又能降低尿蛋白。初诊时笔者只用了防风、僵蚕、蝉蜕以散邪透热，但缺少清热透邪之品，患者受凉后伏热又起，又致发热。复诊时笔者加入清热透邪之金银花，金银花在清气分热的同时可宣透气分气机，即所谓的“火郁发之”之意。笔者采用清透伏热法与扶正法对该患者进行治疗，治疗后收到明显效果。经过 3 个月的治疗，患者血清白蛋白上升了 12.1 g/L，24 h 尿蛋白定量值减少了 1579 mg/24 h。像这样对于单用西药治疗蛋白尿无效的病例，在辨证基础上应用风药清透伏热之邪以明显降低蛋白尿的方法在临床上屡试不爽。笔者不敢独秘，故将该经验介绍于上。

4. 风药能够通络祛瘀

风药所具有的宣通透达之性，决定其可以通痹止痛，活血消痈。具有活血功效的风药如麻黄、荆芥、羌活、桑叶等，既可祛风通络，又能活血散结，在慢性肾脏病治疗中均可辨证选用。还有一些虫类风药，如临床中常用的水蛭、全蝎、僵蚕、地龙等，能够祛风湿，散结消肿，同时可以活血通络，开达脏腑腠理闭结，这些虫类药较草木类活血药效果更加显著。

总之，风药因其辛窜、善行的特点，具有燥、升、散、通四大药物特性，在慢性肾脏病治疗中可以辨证选用或与其他药物配伍应用，这样往往会取得意想不到的疗效。

第十四章　被误解的治肾良药——熟地黄

患者是医生最好的老师，认真诊治每一位患者的过程会让医生有所收获。笔者数年前诊治过一位慢性肾衰竭患者，为该患者进行治疗时用到的一味药让笔者体悟到了治疗慢性肾脏病的一个大法，将该法运用于临床，疗效得到很大提高。《管子》中有句名言："思之，思之，又重思之，思之而不通，鬼神将通之。"医生在遇到临床问题时若能够反复思考，日夜思索，终有一朝会豁然开悟。

一、 趣案有幽径， 别藏一洞天

患者女，71 岁，河北邯郸人。患 2 型糖尿病近 20 年，蛋白尿 9 年，血肌酐升高 6 年。2013 年时血肌酐升高到 505 μmol/L（正常值为 45 ~ 115 μmol/L），并出现明显的腰酸困、乏力、口干、恶心、腹泻等症状。笔者在原来降压、降糖、纠正贫血的基础上为其加用了中药。前 3 个月以健脾化湿、活血降浊治疗为主，其间也用过补肾的桑寄生、杜仲、川断等，患者症状有所改善，但血肌酐却维持在 450 ~ 535 μmol/L，且口疮反复发作，腰酸、腹泻、乏力等症状一直不缓解。笔者遂开始以大剂量熟地黄填肾精、固肾精，同时兼用化湿、活血的药物，服用 2 个月后患者血肌酐降到了 401 μmol/L，口疮、乏力、腰酸等症状完全消失。更让笔者感到意外的是，患者长期腹泻的症状消失了，大便成形了，舌苔厚腻也明显好转了。这个患者现在每 2 个月来京调一次方，在笔者为其所开的中药处方中，熟地黄的用量一直维持在 60 ~ 90 g。患者平时除感到时有乏力外无明显不适，血肌酐也一直稳定在 500 μmol/L 以下，一直未进行透析治疗。按照现代医学透析的标准，糖尿病肾病患者血肌酐升到500 μmol/L时就已经达到了透析的标准，此时内科保守治疗无意义。但是笔者通过重用熟地黄，使该患者的肾功能没有继续衰退，且患者生活质量明显提高。该患者肾衰竭后湿浊内盛，导致困倦乏力，大便不成形，舌苔厚腻，运用健脾化湿、温阳祛浊治疗效果不佳，而使用大剂量熟地黄反而取得显著疗效。大剂量熟地黄非但没有滋生痰湿，反而化了虚痰，这是一个值得让人深思的问题。

二、 先入为主与尽信书不如无书

熟地黄由地黄和黑豆经过九蒸九晒蒸制而成，经过炮制其性味由甘寒变成了甘温，且色黑、味厚、质黏腻。《中药学》记载熟地黄味甘、性温，归肝、肾经，具有补血滋阴、益精填髓的功效。脾胃功能欠佳者使用熟地黄确实可能腻膈碍胃，脾胃虚弱、中土虚滞的患者，服用大剂量熟地黄可导致中焦运化不及，脾胃呆滞而生湿邪。历代不少医家都有关于熟地黄滋腻生湿邪的论述。《本草正义》言："苟其人胃纳素薄及虚弱成瘵者，得此中满妨食，甚且作胀，其为害亦颇不浅。"《本草蒙筌》言："夫补血药剂，无逾地黄、当归，若服过多，其性缠滞，每于胃气亦有亏尔。"对熟地黄抨击最为激烈的当数清代的中医教育家陈修园，他在《景岳新方砭》中对含有熟地黄的金水六君煎治疗痰湿证大加抨击："若用当归、熟地之寒湿，助其水饮，则阴霾四布，水势上凌……燥湿二气，若冰炭之反。"这些医家的论述禁锢了后世医者的思想，后世医者受先入为主思想的影响，认为熟地黄阴柔滋腻、碍胃生湿，故脾虚有湿者应慎用，最后扩展到认为对于所有内生痰湿、舌苔厚腻者，熟地黄皆为禁用之品。

这个先入为主的定见，使一个治肾良药被人误解和忽视。慢性肾脏病患者多伴有肾脏气化功能紊乱，表现为水肿、身困体重、舌体胖大、舌苔白腻等湿邪内生之象。随着病情不断发展，肾虚证候越来越明显，在选药过程中针对肾虚最常用的补肾药物有川断、杜仲、桑寄生、女贞子、菟丝子等。补肾药物应如何选择呢？清代医家陈士铎在《本草新编》中给出了答案，他明确指出作为补肾药物时熟地黄优于其他药物："然而补肾之药……舍熟地又用何药哉？况山茱萸、牛膝不可为君，而杜仲又性过于温，可以补肾火之衰，而不可补肾水之乏，此熟地之必宜用也。"然而不少人因为畏惧熟地黄的滋腻之性而很少使用熟地黄，即使使用也是小剂量加用，对于大剂量使用熟地黄来填补肾精充满了畏惧。裘沛然先生在《壶天散墨》中提出舌苔厚腻不是使用熟地黄的禁忌证，对于肾虚而气化失用、痰湿内生所致的肾湿，则非熟地黄峻补肾精、助气化湿无以消。

三、 精为气生化之根， 肾精亏虚亦生湿

熟地黄同其他补肾药物有何区别呢？肾精亏虚为何亦可引起水湿内生？在回答以上问题之前，需要先明确肾精与肾气的关系。肾精与肾气是体用的关系，肾精为体，是肾气化生的物质基础，肾气为用，是肾精的功能体现。肾精不是孤寂不动的死阴，而是相对的静，肾精一旦被鼓动则化为肾气。肾气根据其阴阳属性被人为地划分为肾阴、肾阳。肾阴、肾阳多用于表述肾脏的病理状态，肾用失常，当阴阳处于弱平衡状态，无明显寒热倾向时多称为肾气虚，而当阴阳失衡，出现寒热不调时则多称为肾阴虚或肾阳虚。肾阴、肾阳出现病变时在临床中容易判断，而肾精出现亏虚时则多见肾阴虚、肾阳虚同时出现，其病机则较为隐匿，临床中需要遵循《黄帝内经》"有者求之，无者求之"的原则，审证求因才能发现。

肾虚生湿最常见的病机是肾阳亏虚，肾阳亏虚不能气化水液而导致水饮内停，即真武汤所治的阳虚饮停，而肾精亏虚所导致的痰湿水液内停常被人们忽视。在人们的一贯认知中，认为肾精与水湿都属于至阴之类，肾精不足不可能产生湿邪。其实不然，推动人体水液代谢的直接动力是肾气，而引起肾气亏虚的原因除肾阳亏虚、气化失用之外，肾精亏虚亦可导致肾气亏虚，水液同样可以内停而产生湿邪，这个时候温肾阳是无效的，只有补充了肾精才能从根本上解决气化乏源的问题，气化有源，痰湿之邪

自然被代谢出而不蓄积体内。这就是熟地黄通过填补肾精而化痰湿的重要机理所在。历代医家中最善用熟地黄的当数张景岳，他被后世称为“张熟地”。张景岳认为熟地黄质静、填补、重沉、归下，他在《景岳全书》中云：“熟地黄，味甘微苦，味厚气薄，沉也，阴中有阳。《本草》言其入手足厥、少阴经，大补血衰，滋培肾水，填骨髓，益真阴，专补肾中元气，兼疗藏血之经。此虽泛得其概，亦岂足以尽是之妙。夫地黄产于中州沃土之乡，得土气之最厚者也。其色黄，土之色也。其味甘，土之味也。得土之气，而曰非太阴、阳明之药，吾弗信也。惟是生者性凉，脾胃喜暖，故脾阳不足者，所当慎用。至若熟则性平，禀至阴之德，气味纯静，故能补五脏之真阴，而又于多血之脏为最要，得非脾胃经药耶?”临床中张景岳用熟地黄治疗阴精亏虚所导致的黄疸、痰饮、水肿、泄泻等水湿疾病，他也创制了很多含有熟地黄的方剂。

四、 取效之秘在于量， 该出手时当重用

随着慢性肾脏病病程的延长，患者肾虚证候逐渐显现，水液代谢功能更加紊乱，特别是到了慢性肾功能不全期，因肾精亏虚所生痰湿更加明显，运用熟地黄峻补肾精、化气利湿的机会越来越多。使用熟地黄时，取效的关键除了时机外还有剂量。关于熟地黄的使用剂量，我们可以参考张仲景的金匮肾气丸。金匮肾气丸中用熟地黄八两，其剂量是他药的数倍，这是使用熟地黄的关键所在，也为后世医家开示了使用熟地黄的不传之秘。《景岳全书·传忠录·论治篇》云：“夫用多之道何在？在乎必赖其力而料无害者，即放胆用之。性缓者可用数两。”笔者认为熟地黄可从 30 g 用起，渐加至 60 g、90 g、120 g。熟地黄性缓，非多用、久用难以奏效。有句话说“复形质当以百日为期”，慢性肾脏病患者出现肾精亏虚时已经涉及形质虚损了，补益精血需要有打持久战的准备，持续治疗才能取得满意效果。若因为碍于熟地黄阴柔滋腻易生湿的偏见而怯用，则着实埋没了一个治肾良药。

第十五章　降血肌酐离不开大黄？

慢性肾脏病发展到肾功能不全期，患者血肌酐开始逐渐上升，提示肾脏功能损害已经较为严重，这会使患者极度恐慌。医生在治疗时，注意力会不自觉地转移到降低血肌酐水平上，因此关于降低血肌酐的临床经验频见报道。快速降血肌酐时主要以祛邪为主，多使用化湿、降浊、活血、散结等法，有些医生让患者长期使用大黄制剂，想通过排泄来降低血肌酐。使用大黄降血肌酐其实代表了一种治法，即通过祛邪降浊以达到快速降低血肌酐的目的。降血肌酐真的离不开大黄吗？从笔者的临床实践来看，未必如此。

一、 祛邪扶正孰为重？ 化不可代王道功

慢性肾功能不全患者的肾脏气化功能减退是湿浊毒等内生邪气蓄积的前提，肾脏气化不复则邪气会源源不断地产生。若过用祛邪泻实药物，虽然短期来看有效，长远来看反而促使肾脏功能恶化。笔者曾诊治过一位40岁左右的慢性肾功能不全患者，该患者第一次肾功能异常时血肌酐将近200 μmol/L，在当地一家三甲医院接受中西医结合治疗，使用的就是以化湿、活血、降浊毒为主的药物，患者每天大便好几次，1 个月后患者血肌酐下降了20 μmol/L 左右，患者很高兴，但是又服用 2 个月后患者全身倦怠、乏力症状明显加重，复查结果示血肌酐上升到了220 μmol/L 左右。后来这个患者来笔者门诊就诊，笔者只是将药方中扶正和祛邪药物的比例进行了调整，即增加了补虚扶正药物的剂量，减少了化湿降浊药物的剂量。这样治疗了 3 个月后，患者血肌酐下降到了 160 μmol/L。这个病例充分说

明治疗慢性肾功能不全不可贪求速效，需要缓以图之。慢性肾功能不全病程较长，缠绵难愈，病情虚实夹杂，因此必须厘清补虚扶正与祛邪泻实的关系。补虚与祛邪孰重孰轻？虚在哪个脏腑？虚在肾气、肾阴、肾阳、肾精哪个层次？这时或许需要我们跳出湿、浊、瘀等有形之邪局限，从更高的层次去思考人体气化及正邪之间的关系，对此我们应该深刻地理解《黄帝内经·素问》化不可代的思想。《黄帝内经·素问·五常政大论》记载："帝曰：其久病者，有气从不康，病去而瘠，奈何？岐伯曰：昭乎哉，圣人之问也！化不可代，时不可违……故《大要》曰：'无代化，无违时，必养必和，待其来复。'"这段话的意思是：黄帝询问岐伯，久病之后身体未恢复健康或病愈后身体依然虚弱怎么办？岐伯答道人不能取代自然万物的气化，不能违背天时节气的变迁，应通过调养，使经络畅通、气血和顺，使人体生生之气逐渐恢复。中医治病大法不外乎祛邪、扶正两大方面，祛邪着眼于病邪，扶正着眼于正气。《黄帝内经·素问·五常政大论》强调人体正气在疾病康复过程中有至关重要的作用，脏腑具有调节自身平衡的能力，是人体祛除病邪的原动力，不能人为替代。祛邪相当于替代脏腑行使气化代谢功能，邪气内盛时祛邪可以辅助人体脏腑祛除邪气，但有时要以消耗正气为前提，故正气更加重要，祛邪药物发挥功效要建立在脏腑自身气化功能的基础之上，在疾病的发生、发展和转归过程中，人体的正气占据主导地位。

化不可代思想尤其强调脏腑自身气化功能不能被代替的原则，此思想可以有效指导慢性肾功能不全的治疗。正气亏虚是邪气存留的前提，邪气的代谢必须依靠人体脾肾气化功能的发挥，祛邪药物也必须依靠人体正气来发挥功能，不能取代脏腑气化功能。慢性肾功能不全患者多表现为水肿、舌暗苔腻等湿瘀内盛之象，医者多强调祛邪以帮助肾脏排泄，而对恢复肾脏自身代谢功能重视不够。以化不可代的思想明晰扶正、祛邪的关系，对指导慢性肾功能不全的治疗具有重要意义。补虚扶正不遗余力，需重视虚气留滞，祛邪泻实适可而止，严防损伤正气。

二、 从金匮肾气丸看化不可代思想的应用

金匮肾气丸的组方很好地体现了化不可代的思想。该方用于治疗肾气亏虚所致消渴、微饮、转胞、脚气4 种病证，原方由干地黄八两，山萸肉、山药各四两，茯苓、泽泻、丹皮各三两，桂枝、附子各一两组成。《金匮要略·痰饮咳嗽病脉证并治第十二》记载："夫短气有微饮，当从小便去之，苓桂术甘汤主之，肾气丸亦主之。"肾气亏虚不能气化津液，导致痰饮留滞，阻遏胸阳而致气短。水饮虽盛，而张仲景未直接选用以温肾化气和利湿化饮为主的方剂，而是选用以填补肾精为主的肾气丸。肾气丸以峻补肾精的熟地黄为主，加用补肾涩精的山药、山萸肉，辅以排湿化瘀行滞的茯苓、泽泻、丹皮，最后用温阳化气的桂枝、附子。熟地黄填补肾精提供肾脏气化的物质基础，与桂枝、附子相配少火生气使肾脏自身恢复气化。本方不以茯苓、泽泻二药为君去取代肾气的气化功能，而是提供肾脏恢复自身气化的条件，这即是《黄帝内经》化不可代思想的体现。该方重在峻补肾精，补中有涩，补中有通，以补虚为主，以泻实为辅，配伍严谨。金匮肾气丸的组方思路和化不可代的思想与慢性肾功能不全的病机尤为契合。

多种慢性肾脏疾病发展到了肾功能不全期，病变涉及五脏而又以肾脏为中心。此期患者肾气、肾阴、肾阳亏虚多合并出现，而肾精亏虚是前三者的物质基础，故慢性肾功能不全以肾精亏虚为核心病机。肾气化生乏源则气化功能减退，由此导致湿邪、瘀血、浊邪等内邪的产生，具有因虚致实、虚气留滞的病机特点，因此，慢性肾功能不全的治疗应治病求本，重视肾精。肾精属于形质范畴，是气化功能的物质基础。此期患者气化失常，形质虚损，故治疗时当形气同调，同时更要重视形质虚损。湿邪、瘀血、痰浊之邪是气化代谢紊乱后的继发病机，不能作为疾病的主要病机矛盾，需要寻求其背后的矛盾基础，故临床治疗时应遵循化不可代的原则，在扶正祛邪时，更要重视补虚以泻实，加大补虚扶正力度，以求恢复肾脏自身的气化功能。

三、 肾虚论治充肾精， 形气同调均需重

慢性肾功能不全期五脏皆虚损，而又以脾肾亏虚为中心，其中肾虚是其核心病机，以腰痛酸困、倦怠神疲、小便不利等为常见症状，补肾当为第一要务。然补肾同时亦当遵循化不可代原则，以促进肾脏自身气化功能的恢复。从形气角度分析，气为形之用，形为气之根，慢性肾功能不全治疗要透过气的层次看到形的不足，肾气、肾阴、肾阳属于气的层次，肾精属于形的层次，补肾药物亦可大致分为治气层次的药物和治形层次的药物。补肾药物如狗脊、川断、杜仲、桑寄生、淫羊藿等辛燥之品属治气层次的药物，这些药物可直接激发或替代肾脏气化功能，短期内使用见效快，单独长期使用则效减，停药后疾病易反复。厚腻质重之品如熟地黄、山萸肉、菟丝子、覆盆子、枸杞子、鹿角胶及紫河车等属于治形层次的药物。只有间接填补肾精并少佐辛温之品以少火生气，方能作用持久，停药后病情不易反复。然不少补肾药物具有形气同调的功能，只是侧重点不同，如巴戟天辛温、厚润、质重，在填精的同时可助肾气化，菟丝子辛润，补肾精而助肾气，对恢复肾脏自身气化功能具有标本同治的效果。对于肾虚的治疗要遵循化不可代原则，应峻补肾精以复形质虚损，同时结合涩精固肾之法，以达到恢复肾脏自身气化功能之目的。

说到补肾精，多数人最先想到的应是熟地黄，而慢性肾脏病患者多兼有舌苔厚腻、眼睑或双下肢水肿等水湿内盛之象，医者往往因畏惧熟地黄阴柔滋腻而不敢轻易使用。然而在慢性肾功能不全肾精亏虚的治疗中，熟地黄是一个他药无法替代的药物，这就需要去除固有的成见，对熟地黄有个重新认识。慢性肾功能不全患者湿邪的产生，主要与肾脏气化功能失用而致痰湿内生有关，此时用燥湿健脾中药治疗湿邪效果不佳，应用峻补肾精之法以助气化湿。临床中我们在治疗慢性肾功能不全时熟地黄多用60～90 g，抓住舌根部舌苔厚腻这个特点，按肾精亏虚论治，效果显著。只要患者肾虚，就可使用熟地黄，无须顾忌其滋腻碍胃，有患者服用大剂量熟

地黄后食欲反增。

王某，女，50岁，山东人。有20年2型糖尿病病史，2年前劳累后开始出现全身乏力，双下肢水肿，双眼视物模糊，于当地医院查尿蛋白2+，血肌酐升高，被诊断为慢性肾脏病4期、糖尿病肾病4期、糖尿病性视网膜病变，间断服用中药和西药治疗，效果不好，血肌酐逐渐升高，乏力及下肢水肿症状逐渐加重，并偶有恶心，食欲不振。2015年11月18日于笔者门诊就诊时全身乏力，时有恶心，纳差，腹胀，腰部酸痛，身畏寒，双下肢及眼睑轻度水肿，时有头晕、耳鸣，视物模糊，四肢末端麻木刺痛，舌质暗淡，苔薄黄腻，脉滑。2015年11月15日血肌酐达484 μmol/L，尿素氮15.1 mmol/L。笔者在原来降压、降糖及其他西医治疗基本不变的情况下加用了含有大剂量熟地黄的方药来填补肾精，化湿降浊，熟地黄每天用60~90 g，共服用37剂。2015年12月25日三诊时患者双下肢水肿明显减轻，纳差、乏力改善，厚腻的舌苔也变薄了，血肌酐下降到227.0 μmol/L，较前下降了一半多。之后持续服药，患者病情稳定。

四、 祛邪谨防伤正气， 泻中有补适可止

1. 祛邪暂时非主导

慢性肾脏病发展到肾功能不全阶段，患者肾元虚衰极甚，津液代谢更加紊乱，导致痰、饮、湿、水、浊等湿邪积蓄体内，血脉多有瘀滞。瘀血贯穿全程，久病、久虚之人邪实更盛，呈现湿瘀互阻之象，这几乎是慢性肾功能不全患者共有的证候特点。这些实邪留滞脏腑经络，特别是留滞肾络及三焦，导致填充肾精、疏布五脏的通道受阻，补益效果大打折扣。这时化湿、活血、降浊治疗不仅可以显著改善临床症状和实验室指标，在实邪较盛时攻邪治疗还可以挽危救急。肾气亏虚时利湿化瘀药物可以辅助或替代肾脏气化水湿，但其功能的发挥是建立在透支肾气的基础之上的，这就是对慢性肾功能不全后期的患者越祛邪而邪愈盛的原因。故在肾功能不

全阶段，祛邪是为恢复肾脏自身气化功能服务的，邪实虽盛，但不可以祛邪不能作为治疗的主导，要遵循化不可代原则，化湿活血要服从于补虚扶正。

2. 祛湿药的选用

湿邪是慢性肾功能不全最主要的病邪，为脾肾虚衰所生，主要蓄积中焦、下焦，久郁不解可化热生浊，故利水、化湿、降浊为治疗慢性肾功能不全的第一要务。临床上湿邪弥漫三焦致舌苔满布者，以三仁汤开泄之，用薏苡仁、白豆蔻、杏仁、桔梗等轻宣之品流动上焦气机。湿邪蓄于中、下焦，舌根部舌苔厚腻，治疗当以燥渗祛湿为主，以二陈汤为主方。若痰湿蕴于中焦，半夏、陈皮、茯苓为必用之剂。下焦湿浊多由肾气亏虚、膀胱气化失用所致，湿邪是慢性肾功能不全患者最重要的病理产物，治疗时在诸多化湿药物中可选用薏苡仁、蚕砂、萆薢、土茯苓等，这些药物的共同特点是祛邪而不伤正。

3. 活血药的选用

在治疗慢性肾功能不全时，应选用活血而不伤正的活血化瘀药，临床上可选用的活血药有2类。一类是养血活血药，如丹参、川牛膝、怀牛膝、当归、鸡血藤、三七等，该类药在活血的同时多具有养血、和血的作用；二是虫类药，如水蛭、土鳖虫等，水蛭乃张仲景治疗少腹蓄血顽结不化之神品，善祛积瘀癥瘕，能消肾络瘀血于无形之中，而又无损于气分，土鳖虫咸寒，能入血软坚，又有续筋接骨、补肝肾的作用。

总之，化不可代原则明确了在治疗慢性肾功能不全时补虚与祛邪的关系，即祛邪要服从于扶正。肾虚为五脏俱虚的病机基础，故当以治肾为主。补肾当以峻补肾精为核心，补充肾气化生的物质基础并结合少火生气，让肾脏恢复自身的气化功能。利湿化瘀可助肾脏排邪，以替代部分气化功能，有助于肾精恢复，邪气盛时可用利湿化瘀法挽危救急，但过用或久用利湿化瘀法反易耗肾气，故替代肾脏气化功能之药不可始终作为治疗慢性肾功能不全的主药，祛邪要服从于扶正，祛邪以不伤正气为佳。

跋

又是一个多雨的7月，窗外的阵雨忽疾忽骤，哗哗的雨声反而隔离了京城的喧嚣，使斗室显得格外安静。我从2011年开始在北京中医药大学东直门医院攻读肾病内分泌专业研究生，毕业后接受住院医师规范化培训，其间均是在柳红芳教授身边受教。柳老师严谨务实，临床经验丰富，擅长治疗各种慢性肾脏病、甲状腺疾病、糖尿病。在3年的硕士研究生学习期间，虽然在跟随柳老师出诊的过程中遇到了不少案例，但终因自己的种种原因，未能对这些临床案例进行收集、整理，实为遗憾。在3年的博士研究生学习期间，我终于收集了柳老师的临床案例，并准备将部分案例整理成论文发表。完成初稿后，我将初稿交给柳老师审阅。柳老师逐字批阅，并给出修改建议，我修改出第二稿，后经柳老师修改，我又修改出第三稿。对于我撰写的每一篇论文，柳老师都要逐字修改3～5遍，为此她付出了很多心血。在柳老师的指导和支持下，在博士研究生学习期间，我撰写了有关柳老师治疗慢性肾脏病的临床学术思想和经验的文章共十余万字，这些文章多数已发表。

博士毕业后，我来到了京西的石景山医院工作，在进行住院医师规范化培训时，我毫不犹豫地选择回到柳老师身边继续跟诊学习。在一次诊余闲聊时，柳老师说："你的师弟、师妹们有的跟诊一两年了，还是不能很好掌握我治病的思路，你这个做师兄的跟我门诊时间最长，有时间时可以整理出一本小册子给他们学习一下，好让他们尽快入门。"于是我决定将柳老师的学术思想与临床经验编写成书。本书是在之前已经发表的论文的基础之上，以更通俗易懂的语言进行表述，并重新进行编排而成的。柳老师对书稿逐字进行了批阅，本书的字里行间都倾注了柳老师的大量心血。如果说本书是一件艺术品的话，那么我只算是一个搜集、整理材料的搬运工，而柳老师才是那个精雕细琢的艺术家。

由于能力有限，加之时间仓促，本书难免有错漏之处，还请各位读者提出宝贵意见。

癸卯年二月初四